3D

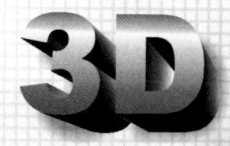

Manual Tridimensional de Dissecção Cirúrgica do Osso Temporal

3D

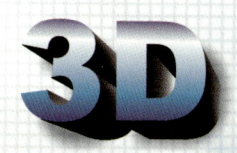

Manual Tridimensional de Dissecção Cirúrgica do Osso Temporal

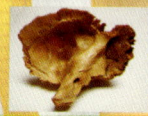

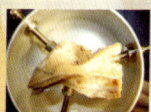

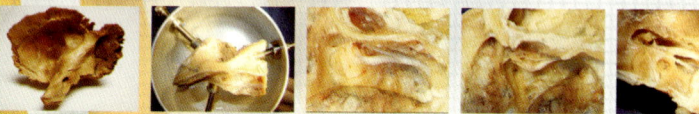

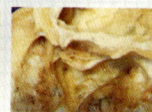

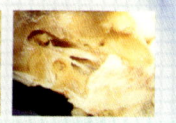

Oswaldo Laércio Mendonça Cruz
Professor Livre-Docente em Otorrinolaringologia pela Faculdade de Medicina da Universidade de São Paulo
Professor Afiliado à Disciplina de Otologia e Otoneurologia da Universidade Federal de São Paulo

Silvio Caldas Neto
Professor Adjunto e Chefe do Serviço de Otorrinolaringologia do Hospital das Clínicas da Universidade Federal de Pernambuco
Professor Livre-Docente em Otorrinolaringologia pela Faculdade de Medicina da Universidade de São Paulo

REVINTER

Manual Tridimensional de Dissecção Cirúrgica do Osso Temporal
Copyright © 2011 by Livraria e Editora Revinter Ltda.

ISBN 978-85-372-0371-2

Todos os direitos reservados.
É expressamente proibida a reprodução
deste livro, no seu todo ou em parte,
por quaisquer meios, sem o consentimento
por escrito da Editora.

Contato com os autores:
OSWALDO LAÉRCIO MENDONÇA CRUZ
olacruz@uol.com.br

SILVIO CALDAS NETO
silvio_caldas@oi.com.br

CIP-BRASIL. CATALOGAÇÃO-NA-FONTE
SINDICATO NACIONAL DOS EDITORES DE LIVROS, RJ

C96 m

Cruz, Oswaldo Laércio M.
    Manual tridimensional de dissecção cirúrgica do osso temporal/Oswaldo Laércio Mendonça Cruz, Silvio Caldas Neto. - Rio de Janeiro: Revinter, 2011.
    il.

ISBN 978-85-372-0371-2

1. Osso temporal - Cirurgia. I. Neto, Silvio Caldas. II. Título.

10-5553.   CDD: 611.85
                     CDU: 611.85

A precisão das indicações, as reações adversas e as relações de dosagem para as drogas citadas nesta obra podem sofrer alterações.
Solicitamos que o leitor reveja a farmacologia dos medicamentos aqui mencionados.
A responsabilidade civil e criminal, perante terceiros e perante a Editora Revinter, sobre o conteúdo total desta obra, incluindo as ilustrações e autorizações/créditos correspondentes, é do(s) autor(es) da mesma.

Livraria e Editora REVINTER Ltda.
Rua do Matoso, 170 – Tijuca
20270-135 – Rio de Janeiro – RJ
Tel.: (21) 2563-9700 – Fax: (21) 2563-9701
livraria@revinter.com.br – www.revinter.com.br

Homenagem

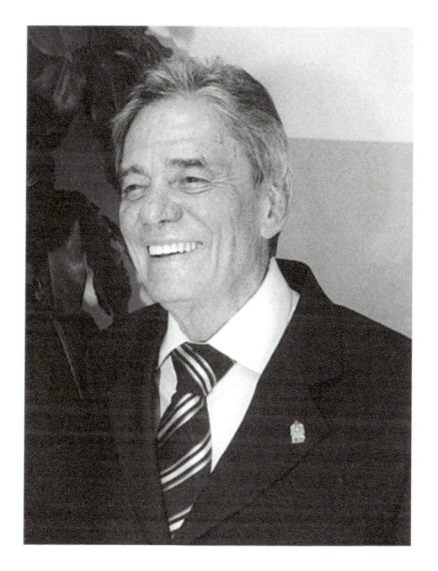

Gostaríamos de homenagear e dedicar este singelo trabalho ao nosso querido professor e mentor Nelson Costa Rego Caldas. Sua paixão pela otologia sempre nos influenciou e seu exemplo de homem e médico íntegro sempre será nosso modelo. Sua dedicação em ensinar e passar adiante seus conhecimentos nos motiva a tentar contribuir para a formação de novas e melhores gerações de otologistas, como ele sempre fez. Um grande abraço e muito obrigado por tudo.

Dedicatória

Sem o constante apoio de nossas famílias, que sempre relegam o tempo que passamos fora do seu convívio e conseguem-nos receber com muito carinho, não seria possível realizar este manual nem muitas outras coisas.

Então, um beijo e um abraço igualmente carinhoso para Fanny e Maria Luiza, e para nossos queridos filhos e filhas Lígia, Silvia, Fernanda, Luís Guilherme e Alessandro.

Agradecimento

Os autores agradecem todo o apoio recebido do Instituto de Ensino e Pesquisa do Hospital Sírio-Libanês na realização deste projeto.

Prefácio

A anatomia do osso temporal sempre foi considerada complexa e, ao mesmo tempo, encantadora. Em uma área relativamente pequena mesclam-se macroestruturas fundamentais como a artéria carótida interna, seio lateral e nervo facial, com microestruturas sensoriais igualmente importantes como o órgão de Corti e as cúpulas e máculas do sistema vestibular. Todos estes nobres elementos organizam-se de maneira perfeita sob o ponto de vista funcional, mas representam sempre um grande desafio quando qualquer ato cirúrgico deve ser realizado na região do osso temporal observando-se os paradigmas da cirurgia contemporânea: invasão mínima e preservação funcional.

Por isto, todos nós, otologistas e amantes da anatomia do osso temporal, sabemos que o conhecimento anatômico é fundamental e muitos já passaram dias dentro dos laboratórios de dissecção, outros ainda passarão, para que cada vez mais tenhamos o conhecimento necessário para uma cirurgia segura e eficiente.

Para todos que se interessam por anatomia e cirurgia do osso temporal é que fizemos este manual. Ele tenta reproduzir as condições reais de um laboratório de dissecção. Todo o material utilizado e o preparo, passo a passo, dos exercícios estão descritos e as preparações apresentam seu aspecto real, mimetizando ao máximo aquilo que todos observarão quando estiverem trabalhando. A fotografia em 3D é um recurso muito interessante porque proporciona a noção de profundidade que é essencial para o conhecimento da anatomia e para a desenvoltura cirúrgica.

Esperamos que este manual possa ser útil a todos e que a sua leitura seja tão agradável quanto foi fazê-lo.

Um abraço.

Oswaldo Laércio Mendonça Cruz
Silvio Caldas Neto

Sumário

Manual Tridimensional de Dissecção Cirúrgica do Osso Temporal................................. 1

Introdução 1

1 Preparando o Osso Temporal 3
2 Posicionando o Osso Temporal 5
3 Microscópio Cirúrgico................................... 6
4 Instrumental Cirúrgico 7
5 Anatomia Externa do Osso Temporal..................... 14
6 Noções Básicas sobre a Estrutura da Dura-Máter............ 22
7 Dissecção do Osso Temporal através da Mastoide........... 23
8 Dissecção do Osso Temporal pela Fossa Média 56
   Índice Remissivo 67

3D

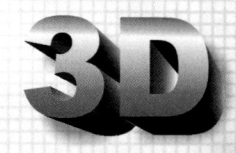

Manual Tridimensional de Dissecção Cirúrgica do Osso Temporal

Manual Tridimensional de Dissecção Cirúrgica do Osso Temporal

Oswaldo Laércio Mendonça Cruz ■ Silvio Caldas Neto

INTRODUÇÃO

O temporal é um osso de grande complexidade anatômica, não só pela sua forma externa, mas, principalmente, pela anatomia das estruturas nobres que se localizam no seu interior. Além disso, é alvo de inúmeros procedimentos cirúrgicos tanto para o tratamento de doenças originadas na sua intimidade quanto para o acesso a doenças intracranianas. Essas características determinam a necessidade absoluta de um profundo conhecimento da anatomia do osso temporal e intenso treinamento em técnica microcirúrgica para qualquer médico que objetive uma boa formação em cirurgia otológica.

Para um aproveitamento ideal, a dissecção do osso temporal deve ser realizada de forma sistematizada, com uma sequência didática bem estabelecida, sem deixar de lado nenhuma das inúmeras referências anatômicas que têm papel relevante na orientação das diversas vias de acesso a esta região.

Com o objetivo de facilitar e definir uma padronização adequada para o aprendizado da anatomia cirúrgica do osso temporal, apresentamos este manual. A obra reflete anos de experiência em programas de treinamento e em cursos de dissecção, além de uma vasta experiência cirúrgica. Não temos a intenção de que esgote o tema da anatomia cirúrgica desta região, assunto de grande amplitude, e, muito menos, sirva de roteiro definitivo para futuros procedimentos cirúrgicos. O sucesso de um cirurgião só pode ser alcançado com muito trabalho e uma compreensão profunda das bases fisiopatológicas das doenças que afetam o osso temporal e as suas adjacências. Contudo, o conhecimento adequado da anatomia e o domínio das técnicas microcirúrgicas contribuirão, de forma categórica, para melhores resultados. Procuramos ressaltar os pontos que consideramos mais relevantes para a iniciação à moderna cirurgia otológica.

Em virtude da grande complexidade da anatomia do osso temporal, visto que as suas estruturas se posicionam e se orientam em todos os planos no espaço ortogonal, utilizam-se imagens com efeito 3D para ilustrar os passos da dissecção. Acreditamos que esse recurso auxilia sobremaneira a compreensão da anatomia durante a leitura e reproduz melhor os procedimentos descritos para os exercícios de dissecção. Para visualização das imagens em três dimensões, está disponível junto com este manual, um par de óculos especial que permite a visão em 3D pelo método anaglífico. Aconselhamos a utilização dos óculos apenas para visualização das imagens assinaladas com o ícone 3D no canto inferior direito, pois o uso excessivo dos óculos pode provocar sensações desagradáveis, como cansaço visual, além de distorção de cores.

Finalmente, organizamos o texto com uma sequência de dissecção que consideramos ideal para o máximo aproveitamento de duas peças anatômicas, sendo uma para a dissecção transmastóidea e outra para dissecção pela fossa média.

1 PREPARANDO O OSSO TEMPORAL

Durante a remoção do osso temporal de um cadáver, é fundamental tomar-se alguns cuidados:

- Não se deve separá-lo da dura-máter que reveste as faces interna e superior da porção petrosa e a face interna da porção escamosa. Além de fornecer pontos de referência relevantes na dissecção, como veremos adiante, a remoção da meninge nessas regiões pode danificar as estruturas neurais aí existentes.
- Igualmente importante é incluir na peça pelo menos dois centímetros de osso posteriormente à apófise mastóidea, da região occipital, para que se garanta a inclusão do seio sigmoide. A Figura 1 mostra a área de interesse do osso temporal a ser removida.

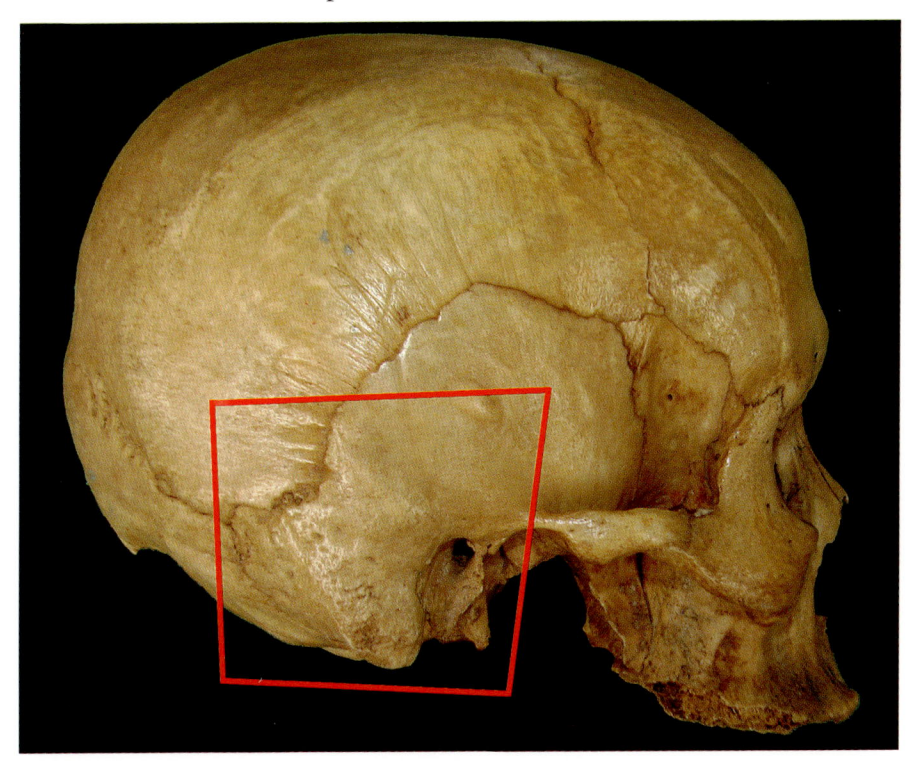

Fig. 1. A zona limitada em vermelho corresponde à área do osso temporal que deve ser incluída na peça anatômica.

- Depois da sua remoção, a peça deve ser imediatamente imersa em solução de formaldeído a 10% para sua conservação. Os tecidos moles da face lateral devem ser cuidadosamente removidos. Já os tecidos moles da face inferior não devem ser completamente retirados, uma vez que elementos importantes para determinadas etapas da dissecção estão presentes nessa região, como a artéria carótida interna, a veia jugular, o músculo digástrico e o nervo facial no seu trajeto extratemporal. Costuma-se utilizar peças formolizadas, mas, se for possível a obtenção de peças frescas, tem-se a vantagem de obter-se dos tecidos moles uma consistência e uma coloração mais próximas do real. Devemos apenas aumentar os cuidados para não nos expormos a eventuais contaminações. As peças formolizadas apresentam os tecidos moles mais enrijecidos, mas com a vantagem de poderem ser armazenadas e oferecerem menor risco de contaminação.

2 POSICIONANDO O OSSO TEMPORAL

A grande maioria dos cursos de dissecção de osso temporal, bem como os programas de treinamento, utiliza versões pouco variáveis de um sistema de contenção do osso e de recolhimento de fluidos e detritos. Na Figura 2 está representada uma dessas versões, que corresponde a uma cuba circular de aço inox munida, na sua abertura superior, de parafusos e "garras" que podem ser ajustados para dentro ou para fora da cuba, para apreensão do osso. Uma ideia interessante para facilitar a fixação da peça é ajustá-la primeiro contra duas das "garras" e, só então, apertar o parafuso da terceira contra uma superfície estável do osso.

Normalmente o posicionamento deve imitar a posição cirúrgica. Essa posição irá, como veremos adiante, depender da via de dissecção que vamos utilizar (transmastóidea ou fossa média).

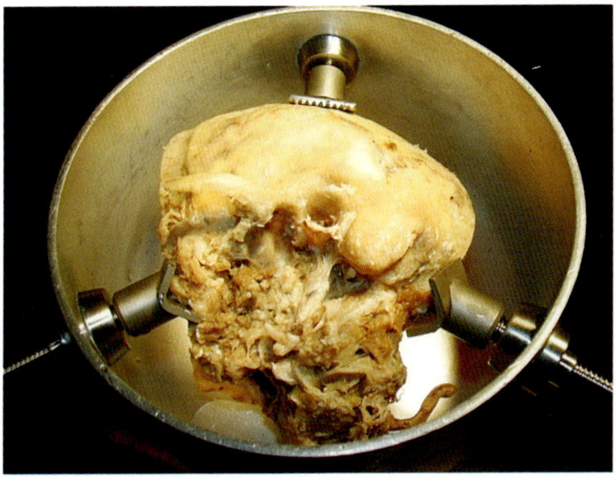

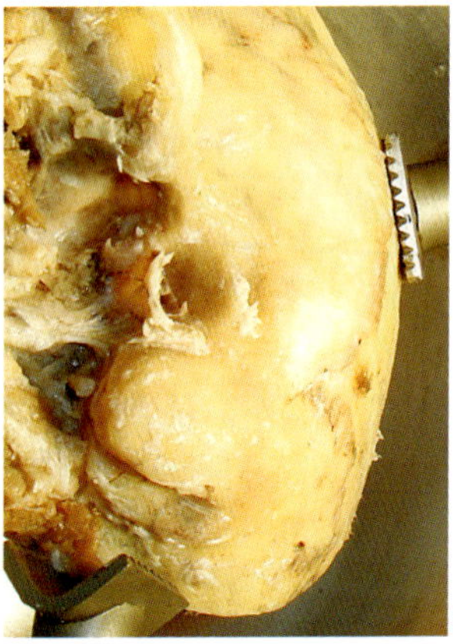

Fig. 2. (**A**) Cuba de aço para fixação da peça anatômica. (**B**) Detalhe da fixação do osso. Observe o aspecto serrilhado da garra de fixação.

3 MICROSCÓPIO CIRÚRGICO

Como este manual se refere à técnica de microcirurgia, a utilização do microscópio cirúrgico é obrigatória. Existem inúmeros modelos no mercado que podem perfeitamente satisfazer às exigências para um bom trabalho microcirúrgico. É essencial que o microscópio tenha pelo menos dois braços articulados e que a sua cabeça óptica permita movimentos nos três eixos ortogonais. Também tem suma importância a escolha da lente objetiva, que deve idealmente ser de 250 ou 300 mm de distância focal. A iluminação ideal é a de luz fria (halógena ou de xenônio). Os microscópios de lâmpada incandescente também podem ser utilizados, mas têm menor definição de imagem. Finalmente, o aparelho deve permitir uma magnificação mínima de 10 vezes e máxima de, pelo menos, 25 vezes.

4 INSTRUMENTAL CIRÚRGICO

Para uma dissecção bem-feita, são necessários alguns instrumentos cirúrgicos essenciais. A seguir, listamos o que seria um jogo básico de instrumentos que consideramos importantes, com comentários a respeito do seu uso. A Figura 3 mostra uma bancada de dissecção completa e detalhes de parte do instrumental utilizado.

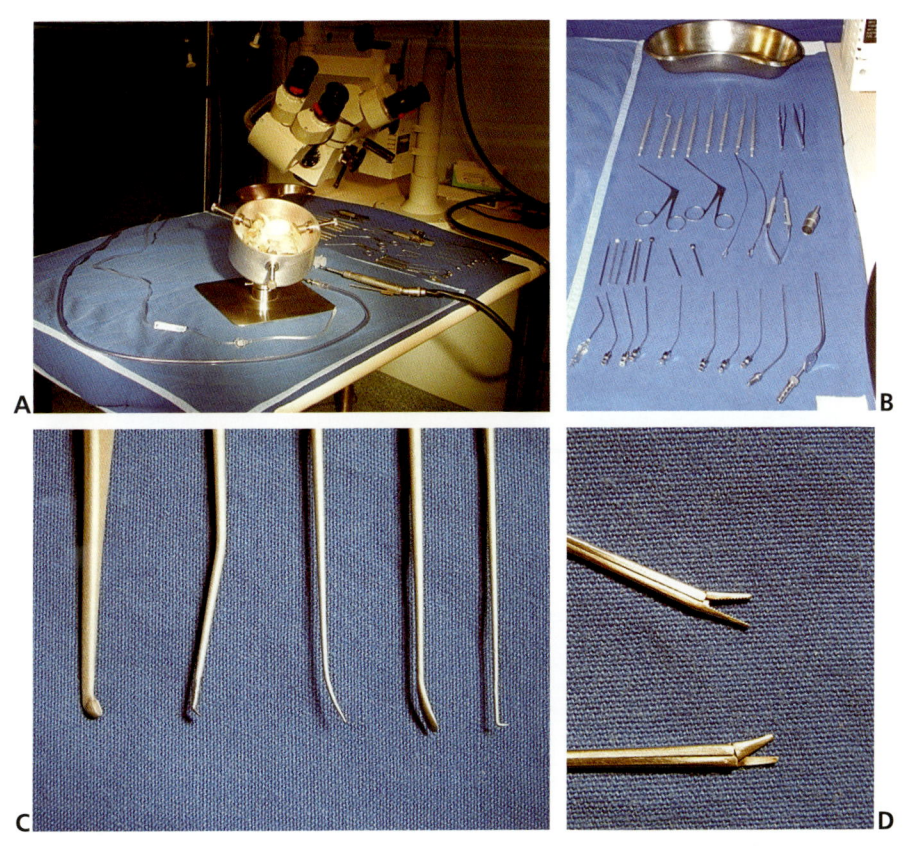

Fig. 3. Bancada de dissecção completa. (**A**) Disposição geral, com a cuba de fixação com a peça posicionada. (**B**) Visão geral do conjunto de instrumentos. (**C** e **D**) Detalhes de alguns instrumentos.

Material Básico de Dissecção

É necessário para a limpeza do osso antes da dissecção propriamente dita, e é composto por pinças de dissecção com e sem dente, cabo de bisturi, lâminas de bisturi n°s 11, 15 e 22, pinça hemostática, rugina e tesoura de Metzenbaum.

Micromotor

É disponível em diversos modelos. O importante aqui é que seja o mais leve possível, que tenha uma capacidade mínima de 35.000 rotações por minuto. Os melhores são aqueles com sistema de impulsão a gás. Mas são também os mais caros e, para o trabalho em cadáver, podem ser dispensados. É fundamental também que, qualquer que seja o tipo de micromotor, ele dê a opção de giro nos sentidos horário ou anti-horário, que, como veremos mais adiante, pode ser importante em etapas específicas da dissecção.

Peça de Mão ("Caneta")

A caneta deve ser, também, de preferência o mais leve e o mais fina possível. É interessante, mas não indispensável, que se disponha de duas canetas, uma reta e outra angulada, ou então uma caneta que possibilite a angulação para atender às duas situações. A caneta angulada pode ser muito útil para a dissecção em regiões estreitas e profundas. Atualmente, a maioria das canetas disponíveis no mercado têm um sistema universal de encaixe no micromotor, mas em todo caso é necessário que se verifique e se certifique desse aspecto no momento da escolha a ser feita. As canetas de motores pneumáticos, por exemplo, têm encaixe específico.

Brocas

As brocas possuem características que são adequadas a cada situação encontrada durante a dissecção. Essas características são o tipo (cortante ou polidora), o tamanho e o comprimento.
- *Tipo:* as brocas cortantes possuem dentes e podem ser sextavadas (6 dentes) ou oitavadas (8 dentes). Quanto menor o número de dentes, maior o poder de corte e mais rápida será a brocagem. Por outro lado, maior será o poder de causar danos indesejados à peça. Logo, quanto

menor o número de dentes, maior deve ser o cuidado a manipulá-las. Já as brocas polidoras têm pouco poder de corte sobre o osso e menor ainda sobre os tecidos moles. Logo, são particularmente úteis para dissecar estruturas moles situadas na intimidade de osso compacto (p. ex., nervo facial, labirinto membranoso, elementos de dura-máter). Essas brocas são indispensáveis para a cirurgia, mas não o são para a dissecção, muito embora o treinamento microcirúrgico não consista apenas em conhecer a anatomia do osso temporal, mas também o modo de funcionamento de cada instrumento. As brocas polidoras mais usadas são as de diamante, mas também existem brocas polidoras dentadas (16 dentes), que são um pouco mais cortantes do que as primeiras. A Figura 4 mostra os três tipos de broca.

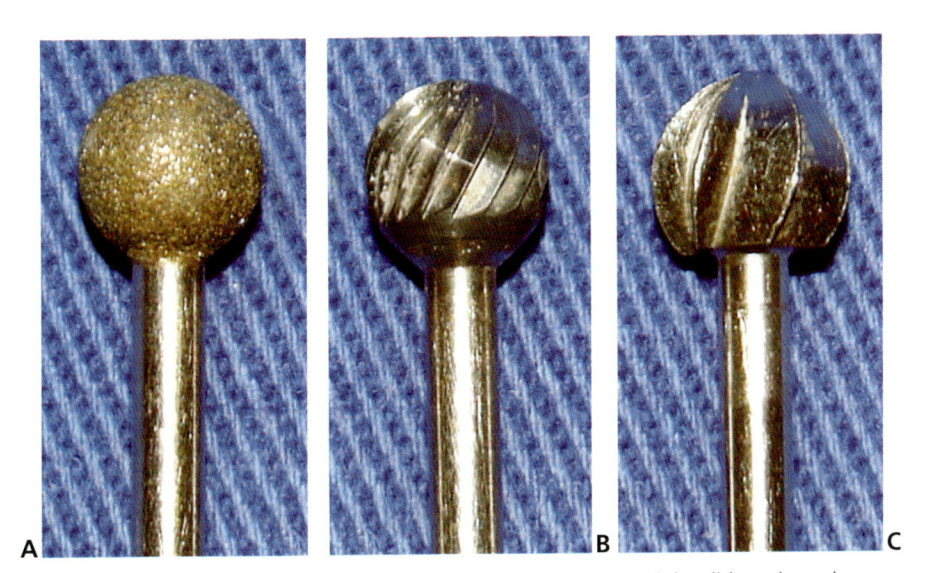

Fig. 4. Detalhe dos três tipos de broca. (**A**) Polidora de diamante. (**B**) Polidora dentada. (**C**) Cortante.

- *Tamanho:* diz respeito ao diâmetro da área de trabalho (cabeça) da broca. Existem brocas de diversos tamanhos. Cada tamanho adequa-se mais a uma determinada etapa da dissecção – brocas maiores para o início (remoção do córtex e das células mais superficiais) e brocas menores para as etapas finais. Em geral, um *kit* com sete brocas é suficiente para atender a todas as possibilidades da dissecção: uma sugestão seria usar brocas de 8, 6, 4, 3 e 1 mm para as cortantes e 4 e 2 mm para as polidoras.
- *Comprimento:* diz respeito ao comprimento da haste da broca. Quanto mais curta esta haste, maior a estabilidade do gesto cirúrgico e também maior a pressão que se pode exercer sem causar deformidade na mesma. No entanto, brocas muito curtas não podem ser utilizadas para o trabalho em profundidade, por razões óbvias. Elas são excelentes para a brocagem da cortical da mastoide, pois permitem maior pressão, maior remoção óssea, e, consequentemente, maior economia de tempo. À medida que a dissecção passa a ser executada em estruturas situadas em maior profundidade, é preciso o uso de brocas mais longas. Entretanto, as brocas muito longas devem ser usadas com cautela, pois, não se pode exercer uma pressão excessiva com as mesmas pelo risco de causar-lhes danos (deformação da haste) ou pressão assimétrica sobre o eixo de propulsão do motor, reduzindo sua durabilidade. O comprimento da broca pode depender também do tipo de engate da broca na caneta. Algumas canetas permitem maior ou menor penetração da broca no seu interior para uma adequada contensão, mantendo, assim, a possibilidade de um comprimento variável da haste com a mesma broca. Desta forma, podemos, sem maiores riscos, usar um comprimento intermediário que pode atender razoavelmente a todas as situações, quando usamos uma caneta que permita um encaixe com comprimentos de hastes variáveis. Uma broca com comprimento de 6 cm pode ser útil nessas circunstâncias.

MANUAL TRIDIMENSIONAL DE DISSECÇÃO CIRÚRGICA...

É essencial lembrar que o poder de corte da broca depende do posicionamento da mesma com relação à superfície de contato (ângulo de ataque). Quanto mais lateral for a face de contato da broca com o osso, mais eficaz ela será. Em determinadas ocasiões durante a dissecção, somos obrigados a posicionar a broca com um ângulo de ataque quase perpendicular à superfície óssea, o que torna a brocagem mais laboriosa e lenta (Fig. 5).

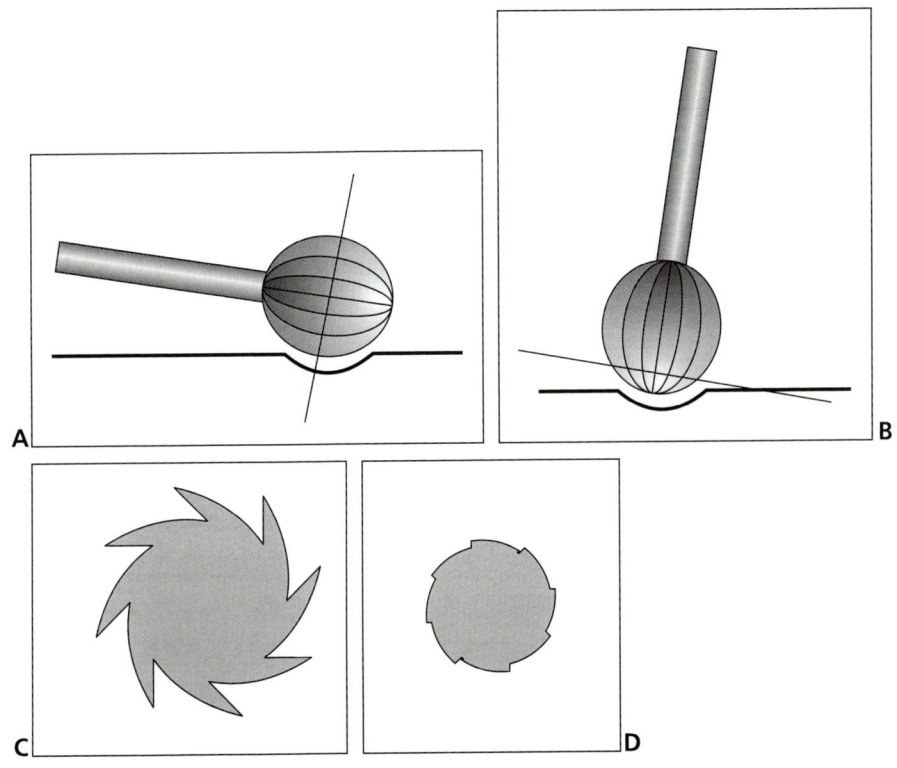

Fig. 5. Comparação entre dois ângulos de ataque da broca. (**A**) A broca faz contato por sua superfície lateral, com máximo poder de corte. (**B**) O ângulo de ataque é quase perpendicular, com menor poder de corte. (**C** e **D**) Observamos o corte transversal da área de contato da broca em cada situação. Percebe-se que, em **D**, a superfície de contato é menor e os dentes menos pronunciados.

Sistema de Irrigação

Durante a brocagem é fundamental a irrigação do osso com água. Isso impede que resíduos ósseos se acumulem nos espaços entre os dentes da broca, o que a tornaria menos cortante, e evita o superaquecimento da peça e da caneta. Além disso, a irrigação remove o pó de osso que tende a acumular-se nas cavidades abertas pela broca e que, acumulado, impede a visão da área a ser trabalhada. Uma irrigação excessiva também pode atrapalhar a visão das estruturas. Portanto, a quantidade de água jogada na dissecção deve ser ajustada continuamente a cada situação encontrada ou criada. A irrigação pode ser feita por um auxiliar ou, então, adaptando-se um frasco de água e um equipo de soro à bancada de dissecção ou acoplado ao sistema integrado de aspiração/irrigação.

Sistema de Aspiração

À medida que se vai irrigando, deve-se aspirar o excesso de água e de pó de osso para viabilizar a perfeita visão da área dissecada. A velocidade da irrigação e a força da aspiração devem estar em harmonia, para que não ocorra nem acúmulo nem escassez de água durante a brocagem. As pontas de aspiração devem ter calibres variados e, normalmente, devem estar em harmonia também com o tamanho da broca utilizada. Para os momentos iniciais, quando se usam brocas grandes, os fragmentos ósseos produzidos por essas brocas são maiores e, portanto, devem ser aspirados por uma ponta de aspiração mais calibrosa. Já o pó de osso produzido por brocas menores ou de diamante podem ser facilmente aspirados por pontas mais finas. De modo geral, 4 pontas de aspiração com calibres de 5, 3, 2 e 1mm são suficientes. É muito importante que cada ponta tenha o seu fio-guia (mandril) para remoção de detritos impactados no seu interior.

Instrumental de Microdissecção Otológica

Alguns microinstrumentos são indispensáveis para a completa dissecção do osso temporal, a saber:

- *Microgancho 90°:* usado para remoção de pequenos fragmentos ósseos.

- *Microdescolador de conduto* (ponta bico de pato).

- *Estilete de Rosen:* usado para elevação do *anulus* e para a manipulação de diversas microestruturas da orelha média, interna e conduto auditivo interno (CAI).
- *Microtesoura de Belucci:* usada para secção da pele do conduto auditivo externo, dos tendões dos músculos estapediano e tensor do tímpano.
- *Microcureta:* útil para remoção de espículas ósseas adjacentes a estruturas nobres.
- *Micropinça:* pode ser do tipo jacaré ou saca-bocado.

5 ANATOMIA EXTERNA DO OSSO TEMPORAL

O osso temporal compõe boa parte da base lateral do crânio, articulado anteriormente com o osso esfenoide, anterior e inferiormente com o zigomático (por meio de sutura) e com o côndilo da mandíbula (por meio de uma articulação sinovial). Posteriormente, ele se articula com o osso occipital e superiormente com o parietal. Finalmente, medialmente, ele se articula com os ossos occipital e esfenoide.

Do ponto de vista embriológico, o osso temporal pode ser dividido em três segmentos fundamentais: escamoso, timpânico e petroso. Esses segmentos, que, ao nascimento, são ossos distintos, fundem-se ao longo dos primeiros anos de vida, mas, ainda assim, podem ser distinguidos. A porção escamosa, como o próprio nome faz supor, tem uma forma plana, como uma grande escama com uma leve concavidade medial e convexidade lateral. Na margem posteroinferior dessa escama, localiza-se a porção petrosa (frequentemente chamada de "rochedo"), que tem a forma de uma pirâmide com uma base triangular posicionada lateralmente e com seu eixo maior orientado de posterior para anterior e de lateral para medial. A base lateral dessa pirâmide corresponde à região mastóidea, enquanto o ápice da pirâmide ("ápice petroso" ou "ponta do rochedo"), projetado anteromedialmente, articula-se com o aspecto mais lateral do *clivus*. Da região mastóidea, projeta-se uma protuberância para baixo que forma a apófise mastoide, cuja extremidade inferior recebe costumeiramente a denominação de "ponta da mastoide".

Sendo a porção petrosa uma pirâmide de base triangular, ela possui, consequentemente, três faces. Uma delas fica voltada posteromedialmente (face posteromedial), compondo boa parte da parede lateral da fossa craniana posterior. A face superior (na verdade, anterossuperior) do rochedo serve de leito para o lobo temporal cerebral, compondo parte do assoalho da fossa craniana média. Finalmente, a face inferior, bastante acidentada, recebe a inserção de músculos cervicais, bem como permite a passagem de grandes vasos do pescoço.

A terceira e última porção do osso temporal, a timpânica (ou osso timpanal), tem a forma aproximada de uma calha que se articula com a face anterior da apófise mastoide e com a margem inferior da porção escamosa produzindo duas suturas, a timpanomastóidea e a timpanoescamosa. A parede anterior do osso timpanal compõe parte da cavidade glenoide.

Vamos analisar em separado cada uma dessas porções a seguir. No entanto, como a região mastóidea, que, de fato, pertence ao osso petroso, possui aspectos patológicos, clínicos e anatômicos bem particulares, costuma-se separá-la da porção petrosa de modo que, do ponto de vista didático, o osso temporal tem sido dividido em quatro porções: escamosa, timpânica, mastóidea e petrosa.

Porção Escamosa
Como já foi dito, ela tem forma de escama de peixe, sendo que a sua margem superior faz uma curvatura em arco, com bordo biselado, para articular-se com o osso parietal. Ela tem poucos acidentes anatômicos. Lateralmente, o acidente mais importante é a raiz do arco zigomático, e, na face medial, as ranhuras produzidas pelos ramos da artéria meníngea média. Inferiormente, além da articulação com o osso timpanal (sutura timpanoescamosa) e de contribuir para formar a parede óssea superior do conduto auditivo externo, apresenta uma concavidade anterior pronunciada que compõe a porção superior da cavidade glenoide.

Porção Timpânica
O osso timpanal apresenta uma forma de semicanal com uma protuberância pontiaguda inferior. Juntamente com a margem inferior da porção escamosa, forma o segmento ósseo do conduto auditivo externo, compondo suas paredes inferior, posterior e parte da anterior. Nesta região, os principais acidentes anatômicos de interesse cirúrgico são as suturas timpanoescamosa e timpanomastóidea. É importante ainda sua relação com a apófise estiloide (posteroinferiormente), espícula óssea que guarda uma relação íntima com a porção posterior da projeção do osso timpanal e a face inferior da porção petrosa. Localizada medial e anteriormente à apófise mastóidea, serve como ponto de reparo para a localização do tronco do nervo facial após a sua emergência do forame estilomastóideo.

Porção Mastóidea

De enorme importância para a dissecção porque é através dela que se inicia a maior parte dos acessos cirúrgicos transtemporais. Portanto, a sua anatomia deve ser estudada à exaustão. Ela, como já foi dito, tem aspecto triangular, com um dos seus vértices voltado para baixo, formando a ponta da mastoide. Seu aspecto lateral apresenta os seguintes acidentes: *linha temporal* – é uma crista (às vezes uma linha imaginária) que separa a porção mastóidea da escamosa, seguindo uma linha de continuidade no sentido posterior a partir da raiz do zigoma, delimitando o plano que separa a mastoide da fossa craniana média, sendo, portanto, um ponto de referência fundamental para o início da dissecção; *área cribriforme* – é uma zona situada na região anterossuperior da mastoide, ou seja, posterossuperiormente ao conduto auditivo externo, que possui inúmeros poros que comunicam a superfície da mastoide com o sistema de células aéreas da mesma; *espinha suprameatal (de Henle)* – é uma pequena crista que se situa logo à frente da área cribriforme, já na margem posterossuperior do conduto auditivo externo, sendo mais ou menos pronunciada. Inferiormente, a ponta da mastóidea serve de inserção de fibras do músculo esternocleidomastóideo, que são firmemente aderidas a esse osso e oferecem relativa dificuldade para a sua remoção durante a limpeza do osso. Ainda na visão inferior, mais medialmente à ponta, percebe-se uma calha pronunciada que serve de inserção ao ventre posterior do músculo digástrico – a goteira digástrica. Finalmente, logo à frente da extremidade anterior dessa goteira, numa estreita região entre a ponta da mastoide e a apófise estiloide, existe um orifício, o forame estilomastóideo, que representa a extremidade inferior da porção mastóidea do canal de Falópio, por onde emerge o nervo facial. Podemos ainda divisar, na face posteromedial da apófise mastóidea, o sulco do seio sigmoide, que tem um curso em forma aproximada de um "S" e que serve de leito para este importante vaso venoso, constituído por paredes de dura-máter.

Porção Petrosa (ou Rochedo)

Esta é, sem dúvida, a porção mais acidentada quando se pensa na anatomia óssea dessa região. Todas as suas três faces apresentam acidentes anatômicos de importância capital para a compreensão da anatomia cirúrgica do osso e para a dissecção da peça. Para uma melhor caracterização da anatomia dessa porção, vamos estudá-la por suas faces: posteromedial, que forma parte da parede lateral da fossa craniana posterior; face anterossuperior, que forma parte do assoalho da fossa média; e, face inferior, que faz fronteira com o aspecto mais cranial da região cervical.

- *Face posteromedial:* essa face é contínua com a face medial da mastoide e, partindo da sua extremidade mais posterior, pouco à frente do sulco do seio sigmóideo, podemos identificar uma ligeira concavidade que conflui para um diminuto orifício. A concavidade é a fossa do saco endolinfático e o orifício é a extremidade interna do aqueduto vestibular, que dá passagem ao ducto endolinfático. O saco endolinfático, assim como o seio sigmóideo, corresponde a uma divulsão dos dois folhetos de dura-máter e esse conceito é essencial para a melhor compreensão do aspecto e da situação do saco endolinfático quando visto através da dissecção lateral do osso temporal. Mais adiante, encontra-se o poro acústico interno, início do CAI, que dá passagem ao sétimo e oitavo nervos cranianos. E um pouco acima e atrás desse poro, podemos ver um diminuto forame que é a entrada para o canal petromastóideo, que alberga a artéria subarqueada. No aspecto mais inferior desta face, já na aresta entre essa face e a inferior, ou seja, na região da sutura entre o temporal e o occipital, temos o orifício interno do aqueduto coclear, que comunica o espaço subaracnóideo com o espaço perilinfático, e o aspecto mais medial do forame jugular, abertura em forma de asa de borboleta inserida na sutura petroccipital. Anteriormente ao forame jugular, direcionando-se da região mais superior do ápice medial em direção à porção anterior do forame jugular, encontra-se o sulco do seio petroso inferior. Esse sulco é formado na junção entre o ápice petroso e o osso esfenoidal, superiormente, e o osso occipital, mais inferiormente, demarcando o limite lateral do *clivus*.

- *Face anterossuperior:* é menos irregular, mas seus poucos acidentes têm grande importância cirúrgica. De lateral para medial e de anterior para posterior, os principais acidentes são: *forame espinhoso* – usualmente, a primeira referência anatômica encontrada durante as dissecções da fossa média, dá passagem à artéria meníngea média; *hiato do facial* – localizado mais medial e discretamente mais posterior ao forame espinhoso, apresenta um curso paralelo ao maior eixo da porção petrosa e ao trajeto horizontal da carótida e serve de semicanal para o nervo petroso superficial maior; *eminência arqueada* – é uma saliência de contorno elíptico, situada mais medial e posteriormente ao hiato do facial, orientada perpendicularmente ao maior eixo do rochedo e representa a projeção do domo do canal semicircular superior. Regularmente, nas abordagens otoneurológicas à fossa média, não nos direcionamos anteriormente além do forame espinhoso. Entretanto, na dissecção da face superior do osso petroso ainda podemos identificar as estruturas relacionadas com o 5º nervo craniano: no limite mais anterior e medial do ápice, reconhecemos uma depressão na margem óssea conhecida como cavo de Meckel, que serve de leito para o gânglio trigeminal ou de Gasser. Um pouco mais anterior ao forame espinhoso, localiza-se o forame oval, por onde passa a terceira divisão do trigêmeo (V3).

- *Face inferior:* dá passagem a vasos e nervos para a região cervical, além de servir de inserção a músculos dessa região. Anteromedialmente à mastoide, já vimos que emerge a apófise estiloide. Logo à sua frente está o osso timpanal, com quem se articula. Nessa apófise inserem-se alguns músculos cervicais (pterigoides). Medial e discretamente posterior, pode-se reconhecer o forame jugular que recebe a drenagem venosa intracraniana do seio sigmóideo e do petroso inferior, dando origem à veia jugular interna. É também o orifício por onde se exteriorizam os nervos cranianos IX, X e XI. Imediatamente à frente e medial ao golfo da jugular, encontra-se o canal carotídeo, por onde penetra a artéria carótida interna para realizar o seu trajeto intrapetroso. Entre os dois forames, forma-se uma delgada crista, a crista jugulo-carotídea, que possui, na sua espessura, um orifício que dá passagem a um fino ramo do nervo glossofaríngeo, chamado nervo de Jackobson.

Além dessas três faces, reconhecemos na pirâmide petrosa três arestas que representam os vértices que unem as faces. Duas delas representam as suturas do osso temporal com os ossos esfenoide e occipital. Mas a outra, entre as faces superior e posteromedial, é livre e tem grande importância na dissecção. Nessa aresta insere-se a tenda do cerebelo e, portanto, ela representa o limite entre o conteúdo da fossa média e o da fossa posterior do crânio. Sobre essa aresta repousa o seio petroso superior, que se estende desde a ponta do rochedo (onde se origina a partir do seio cavernoso) até o limite posterior do rochedo, na transição entre os seios transverso e sigmóideo.

As Figuras 6 a 9 mostram os acidentes anatômicos do osso temporal nas vistas lateral, medial, inferior, posterior e anterior. Porém, esses detalhes serão melhores e mais completamente visualizados posteriormente, por ocasião da descrição dos passos da dissecção.

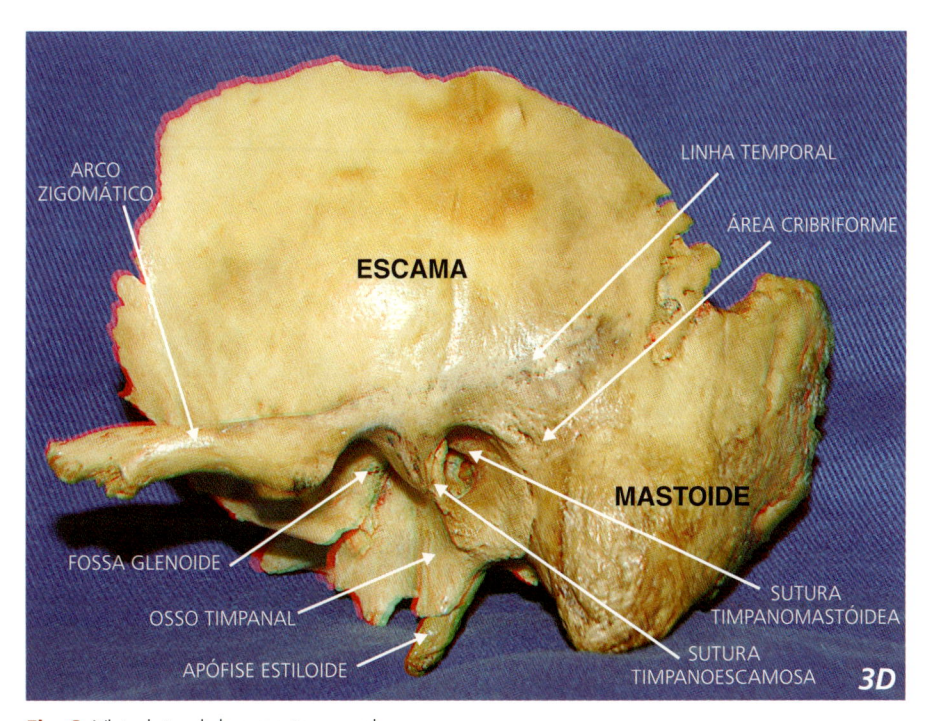

Fig. 6. Vista lateral do osso temporal.

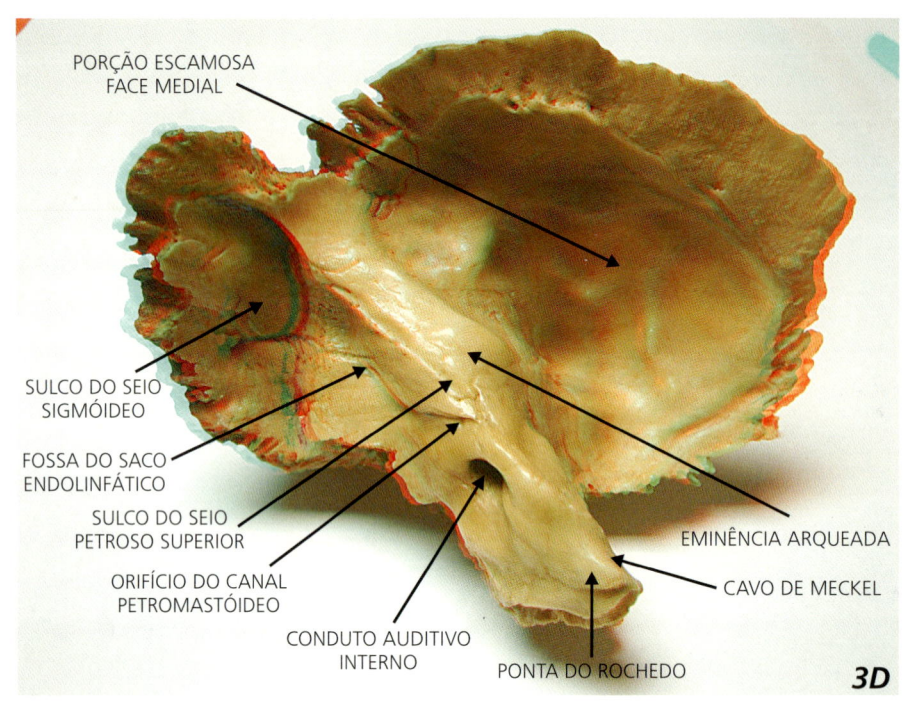

Fig. 7. Vista medial do osso temporal.

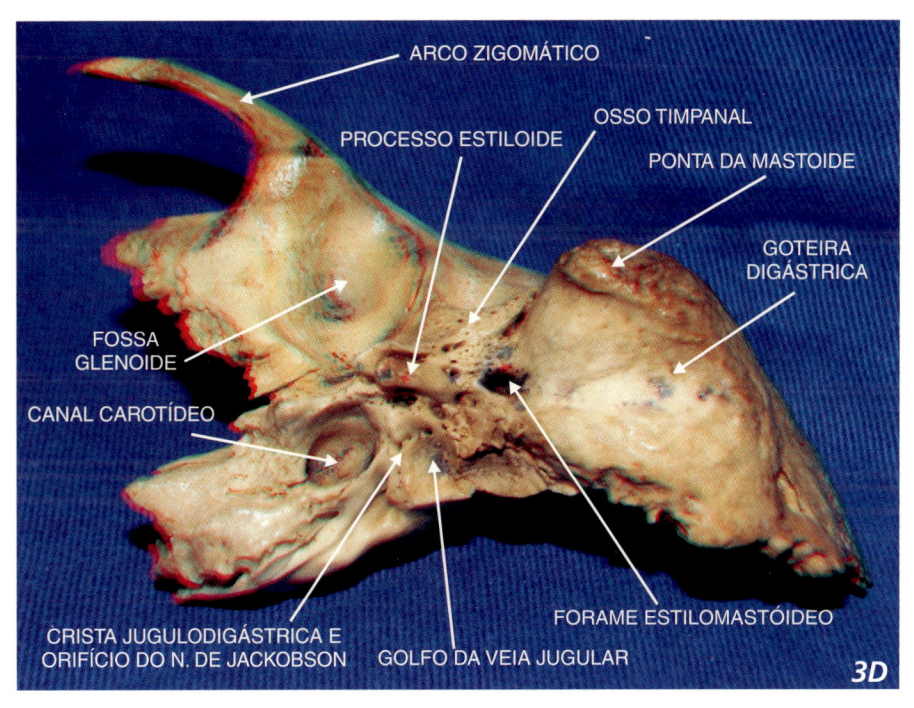

Fig. 8. Vista inferior do osso temporal.

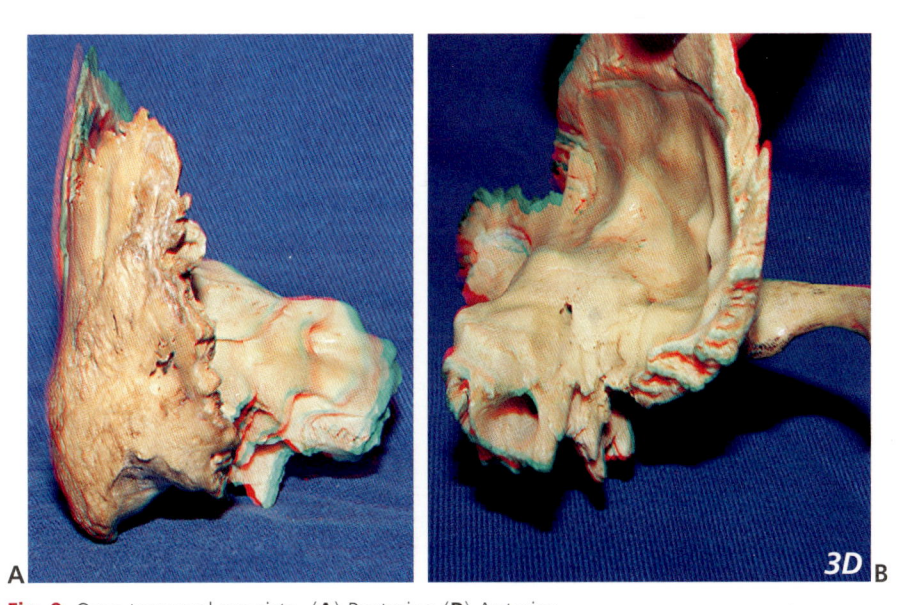

Fig. 9. Osso temporal em vista. (**A**) Posterior. (**B**) Anterior.

6 NOÇÕES BÁSICAS SOBRE A ESTRUTURA DA DURA-MÁTER

A dura-máter é constituída de dois folhetos intimamente aderidos entre si que revestem internamente a cavidade craniana e o canal medular. Em algumas localidades, esses folhetos separam-se, criando entre eles um espaço real, para formar estruturas anatômicas bem definidas. Isso acontece, por exemplo, com os seios venosos durais (sagital, sigmóideo, cavernoso etc. – Fig. 10) e também com o saco endolinfático (Fig. 11). No primeiro caso, o espaço entre os folhetos é preenchido por sangue venoso; no segundo, por endolinfa.

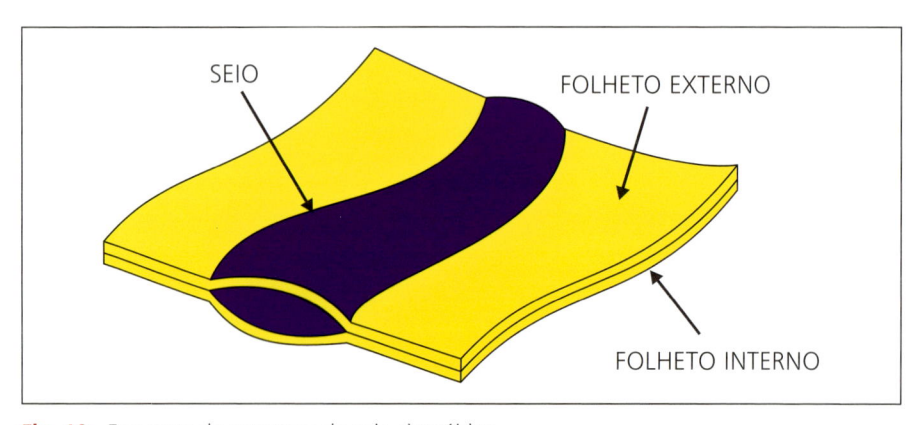

Fig. 10. Esquema da estrutura do seio sigmóideo.

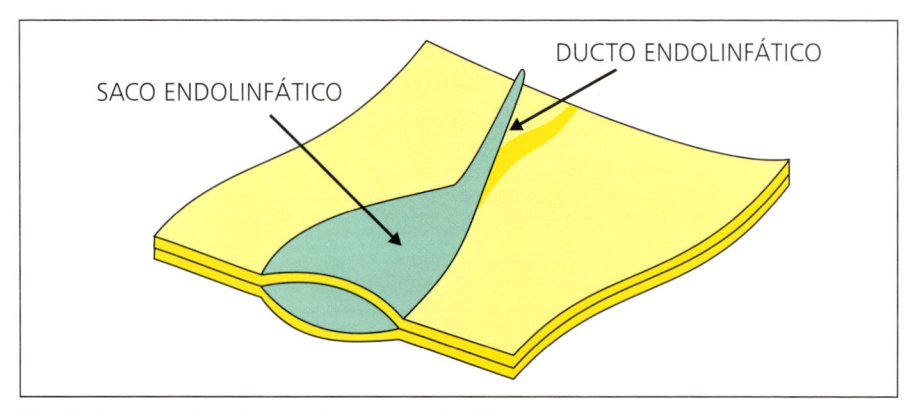

Fig. 11. Esquema da estrutura do saco endolinfático.

7 DISSECÇÃO DO OSSO TEMPORAL ATRAVÉS DA MASTOIDE

Para reproduzir a posição cirúrgica, o posicionamento do osso para esta via de dissecção deve ser com a face lateral do osso voltada para cima, com a sua porção posterior às 6 horas e a anterior às 12 horas.

Abertura do Córtex

O osso cortical é bastante rígido e, para a sua abertura, é necessária uma broca grande cortante, de 7 a 8 mm de diâmetro. Depois da identificação da espinha suprameatal e da área cribriforme, é aconselhável iniciar a brocagem traçando os limites anterior, superior e posterior do acesso mastóideo. O limite anterior é dado realizando-se uma brocagem contornando o limite posterior do conduto auditivo externo; o superior, seguindo a linha temporal; e o posterior brocando-se longitudinalmente à margem posterior da apófise mastoide (Fig. 12). Delimita-se, assim, uma zona grosseiramente triangular, que deve ser brocada usando-se sempre a lateral da broca, a fim de obter uma maior eficácia de corte. Em tese, não há limite para a extensão posterior da remoção do córtex. Podemos removê-lo até o osso occipital. É claro que isso não é necessário em muitas circunstâncias, mas uma abertura

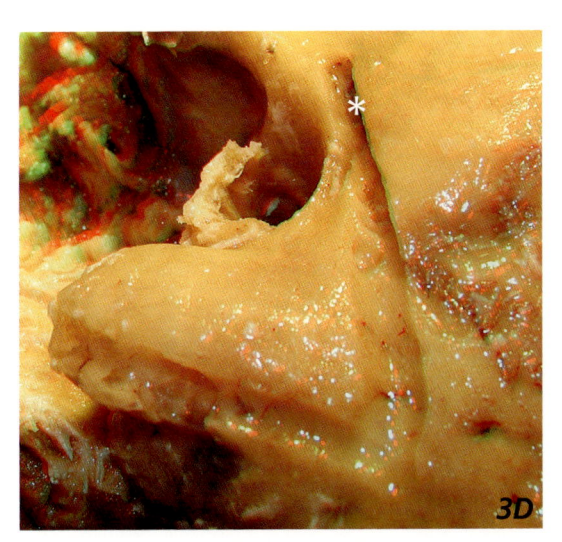

Fig. 12. Incisões básicas do córtex mastóideo. Observe a extensão da incisão superior na direção do arco zigomático (*).

restrita do córtex pode tornar-se um impedimento para a visão e o acesso às estruturas mais profundas e anteriores da cavidade mastóidea. É fundamental que se estenda a brocagem da linha temporal anteriormente até a raiz do arco zigomático, pois a remoção da cortical dessa região será necessária para um bom acesso ao epitímpano (Fig. 12).

Remoção das Células

Depois da remoção de todo o córtex nessa área triangular, começam a aparecer as primeiras células mastóideas, em geral, bastante amplas nos ossos sem doença (Fig. 13). Eventualmente, poderemos estudar um espécime portador de otite crônica, com desenvolvimento menor da mastoide. Nesses casos é importante a correta identificação desta situação no momento da

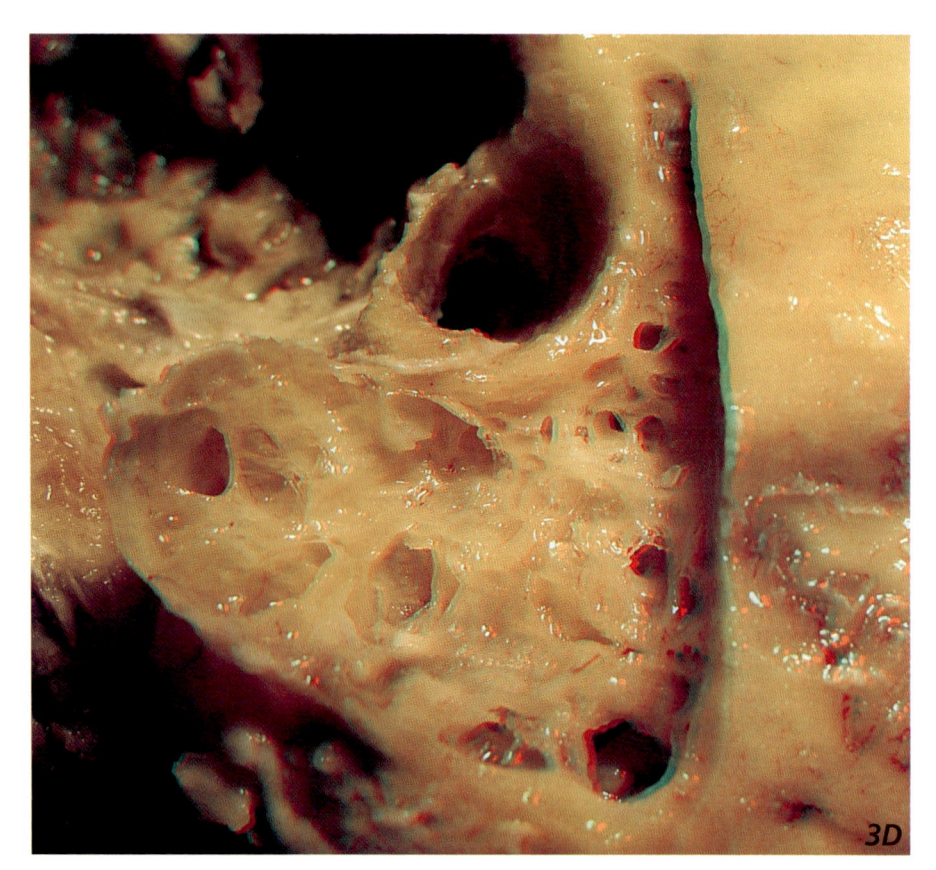

Fig. 13. Depois da remoção da camada cortical, veem-se as primeiras células mastóideas.

abertura do córtex evitando-se a lesão inadvertida da meninge da fossa média e do seio sigmóideo. Depois da identificação das células, a brocagem se faz com muita facilidade, visto que essas são separadas por trabéculas ósseas bastante delgadas. À medida que vamos aprofundando a nossa brocagem, o tamanho das células vai diminuindo e essa característica indica a proximidade dos limites da nossa dissecção. Podemos seguir uma regra básica que diz que todas as estruturas nobres do osso temporal, assim como os limites deste, são protegidas por osso compacto. Essa regra não é absolutamente rígida (p. ex., o antro da mastoide e as células retrofaciais são grandes células que se situam na profundidade do osso), mas, de qualquer forma, podemos dizer que, quase sempre, é possível observar uma redução da celularidade óssea antes de atingirmos uma dessas estruturas nobres. Costuma-se denominar de "esqueletização" a remoção de todas as células em torno de uma determinada estrutura até que reste apenas osso cortical. As primeiras estruturas que devemos identificar (esqueletizar) seguindo esse princípio são o plano da dura-máter da fossa craniana média, superiormente, e o seio sigmóideo, posteriormente. Essas duas referências unem-se no canto posterossuperior da mastoide, formando um ângulo chamado sinudural (ou ângulo de Citelli). Durante a abertura da mastoide, deve-se igualmente afinar a parede posterior do conduto auditivo externo (Fig. 14). Tendo como referência essas estruturas, e, concentrando a nossa dissecção na região superior da cavidade (ou posterossuperiormente ao conduto auditivo externo), podemos facilmente encontrar o antro mastóideo, a maior célula da mastoide, que se comunica diretamente com a orelha média através do ádito do antro *(aditus ad antrum)*. Depois da sua identificação, devemos alargá-lo, tomando-se o cuidado para não ultrapassar os seus limites, especialmente não brocar o seu limite medial, pois aí se encontra o bloco labiríntico, que pode ser imediatamente identificado pela presença, na porção anterior da parede medial do antro, próxima ao ádito, de uma projeção óssea bastante lisa, que está relacionada com o aspecto lateral do canal semicircular horizontal (Fig. 15).

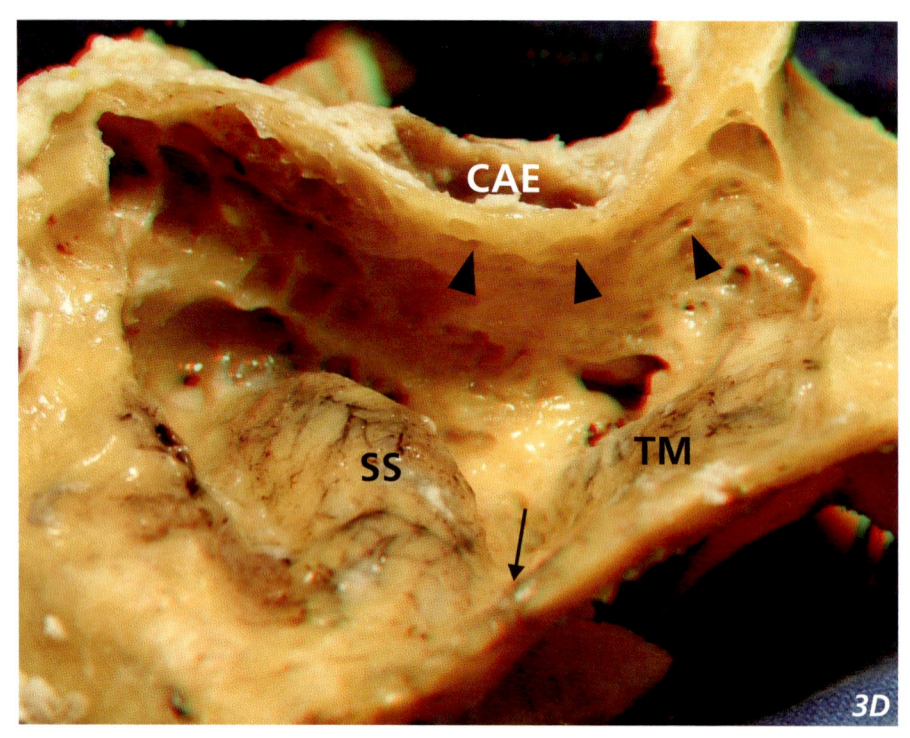

Fig. 14. Delineamento dos limites da cavidade mastóidea. Perceba que as células próximas a esses limites vão diminuindo de tamanho *(pontas de seta)* até que o osso fique liso. CAE = conduto auditivo externo; SS = seio sigmóideo; TM = tégmen da mastoide; *seta* = ângulo de Citelli.

Depois do alargamento do antro, prosseguimos com a nossa dissecção no sentido inferior, rente ao seio sigmóideo, até identificarmos um conjunto de células, normalmente de grande volume, que são as células retrofaciais (Fig. 15). Ao ampliar a abertura dessas células, vemos surgir uma cavidade que é limitada posteriormente pela cobertura óssea compacta do seio sigmóideo e, anteriormente, pelo canal ósseo que protege o segmento mastóideo do nervo facial. Se a ampliarmos inferiormente, vamos observar uma elevação óssea que corresponde à impressão da goteira digástrica (Fig. 16). Como veremos adiante, se prolongarmos a abertura das células retrofaciais anteriormente e inferiormente ao segmento mastóideo do facial, reconheceremos o limite posterior do forame jugular.

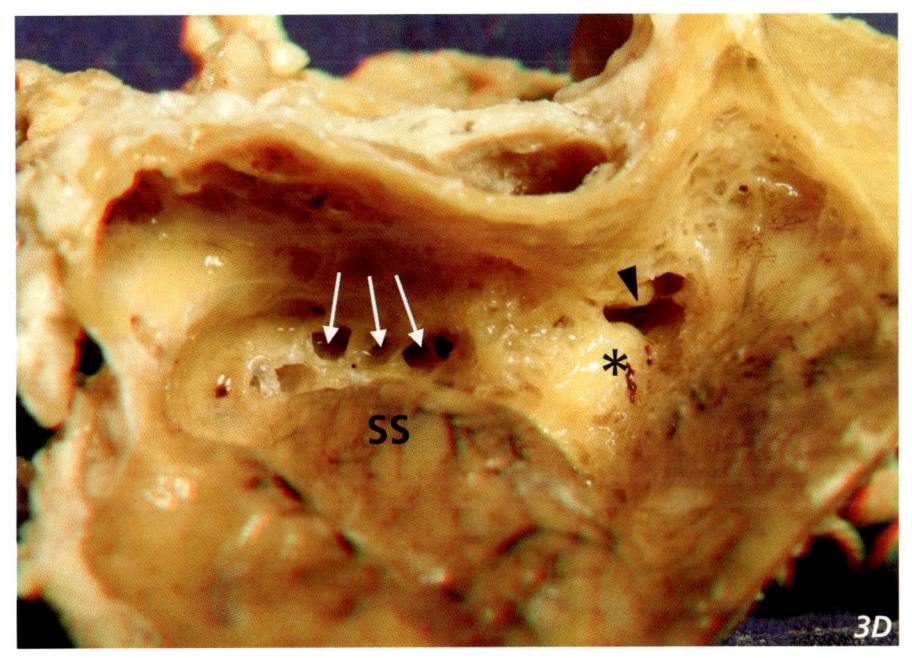

Fig. 15. Antro mastóideo e células retrofaciais *(setas)* abertos. Podemos observar, após a abertura do antro, a parte do corpo da bigorna *(ponta de seta)* e a projeção óssea do canal semicircular horizontal (∗). SS = seio sigmóideo.

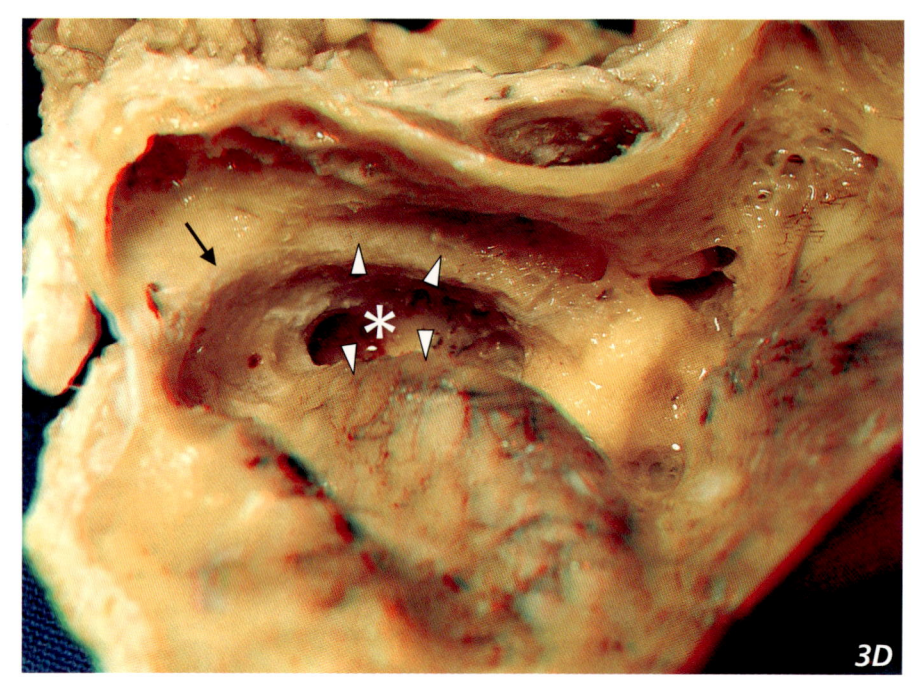

Fig. 16. Foi feito o alargamento das células retrofaciais. Observa-se a criação de uma cavidade única (∗) limitada anterior e posteriormente por osso liso *(pontas de seta)*. Inferiormente, percebe-se uma crista óssea que corresponde à goteira digástrica *(seta)*.

Identificação dos Canais Semicirculares

A próxima etapa será a identificação dos canais semicirculares. O horizontal já é parcialmente identificado logo após a abertura e o alargamento do antro, como já mencionamos. Depois da identificação deste canal, podemos perceber que, em volta dele, existe um osso anfractuoso, com pequenas células. Como o osso que envolve o labirinto é a cápsula ótica (osso mais compacto do nosso organismo), essas pequenas células são removidas e, conforme isso é feito, vai-se desenhando o contorno dos canais semicirculares em um osso bem liso, compacto e de coloração mais clara. O canal semicircular posterior aparece perpendicular ao horizontal e o superior, situado em um plano bem mais profundo, aparece acima do horizontal, com toda a sua circunferência desenhada (Fig. 17).

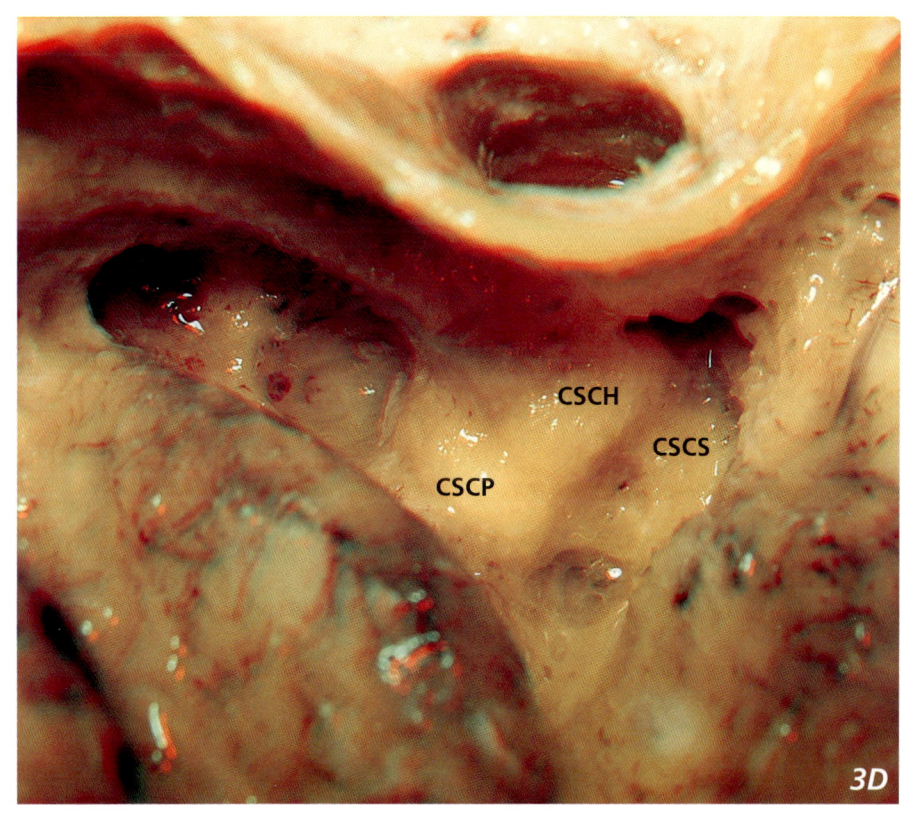

Fig. 17. Canais semicirculares identificados. CSCP = canal semicircular posterior; CSCH = canal semicircular horizontal; CSCS = canal semicircular superior.

Aticotomia

Dissemos anteriormente que uma etapa importante da abertura do córtex era a brocagem até a raiz do arco zigomático. Isso quer dizer que a remoção das células se faz também superiormente ao conduto auditivo externo. Aí existem células aéreas chamadas de tegmentares. Elas situam-se entre o teto do conduto e o plano da dura-máter da fossa média. Na maior parte dos ossos, esse espaço é bem amplo, porém, em outros, é tão estreito que não permite essa brocagem sem expor ou mesmo lesar a dura-máter ou o teto do conduto. Esse é o caminho para a abertura, através da mastoide, do epitímpano. A brocagem deve ser feita de dentro para fora: a partir do contorno ósseo anterior do antro em direção lateral e anterior. Não é recomendável usar a broca no sentido de "fora para dentro", ou seja, do limite externo do osso em direção ao antro (ou ático), pelo maior risco de a broca "escorregar" em direção à bigorna e promover a sua desarticulação. A correta abertura do *aditus ad antrum* e do epitímpano permite plena visão do corpo da bigorna, da sua apófise curta, da cabeça do martelo, da articulação incudomalear e seus ligamentos suspensores. Esse é um passo importante do treinamento, porque é fundamental nas cirurgias da otite média crônica, devendo ser sistematicamente repetido a cada dissecção (Fig. 18).

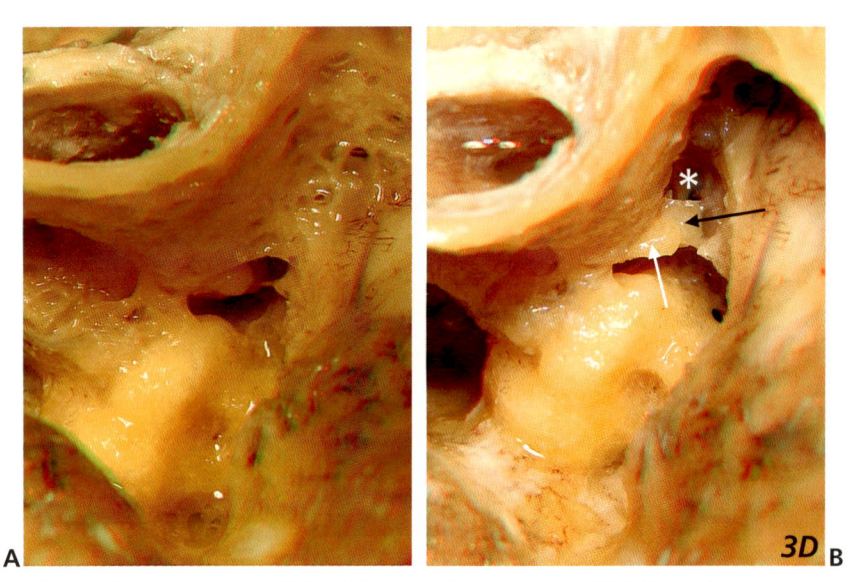

Fig. 18. Detalhe do antro mastóideo. (**A**) Antes da aticotomia. (**B**) Aticotomia feita, possibilitando o acesso a todo o epitímpano. O corpo da bigorna *(seta preta)*, a cabeça do martelo *(seta branca)* e o recesso supratubário (*) estão bem visíveis.

Identificação do Nervo Facial

Depois da aticotomia e a abertura do antro e das células retrofaciais, já se obtém um desenho grosseiro da porção mastóidea do nervo facial. Para delinear-se com segurança esse trajeto, podemos utilizar quatro pontos de referência: 1. a apófise curta da bigorna – costuma-se dizer que ela "aponta" para o facial. De fato, o segundo joelho do facial situa-se imediatamente medial a essa estrutura; 2. o canal semicircular horizontal – o segundo joelho situa-se logo à frente e abaixo deste canal. Aliás, tanto o segundo joelho, como todo o segmento mastóideo do nervo situam-se no mesmo nível de profundidade do canal semicircular horizontal e essa regra é bastante útil para a identificação do nervo; 3. as células retrofaciais – como já foi dito, após a sua abertura, percebemos um osso compacto limitando-as anteriormente. A brocagem cuidadosa dessa parede óssea vai gradativamente mostrando, por transparência, o nervo facial; 4. a goteira digástrica – a extremidade anterior dessa goteira termina no forame estilomastóideo, por onde o nervo sai do osso temporal (Fig. 19). Traçar uma linha desde a apófise curta da bigorna, passando pela parede anterior das células retrofaciais, indo terminar na extremidade anterior da goteira digástrica, nos dá de forma muito aproximada a posição do facial. Fora isso, a sua boa identificação vai depender do cuidado e da atenção durante a brocagem dessa área. Não devemos nos esquecer de que a parede posterior do conduto auditivo externo deve estar bem afinada até esse nível para uma visão mais adequada da área. Deve-se, também, realizar a ressecção óssea com a broca no sentido superior para inferior ou inferior para superior, mantendo sempre um sentido paralelo ao do nervo, o que diminui a chance de lesões mais importantes. Em um primeiro momento, devemos tentar identificar o nervo, mas não expô-lo, deixando esse passo para quando formos de fato dissecá-lo.

É fundamental identificar o nervo corda do tímpano (Fig. 19), que será ponto de referência para o passo seguinte. Esse nervo é ramo do nervo facial e emerge do seu tronco em níveis variáveis do segmento mastóideo, dirigindo-se de baixo para cima e de trás para frente, fazendo uma leve curvatura até penetrar da orelha média, imediatamente abaixo do anel fibroso da membrana timpânica *(anulus)*. Como não há pontos de referência para a sua identificação (a não ser o próprio nervo facial), a solução para identificá-lo é brocar vagarosamente alguns milímetros anteriormente ao facial até que ele se revele lentamente. Mas para isso, é preciso conhecer bem o seu trajeto, a fim de evitar surpresas, e a melhor maneira de conhecê-lo é estudar as imagens (Fig. 19).

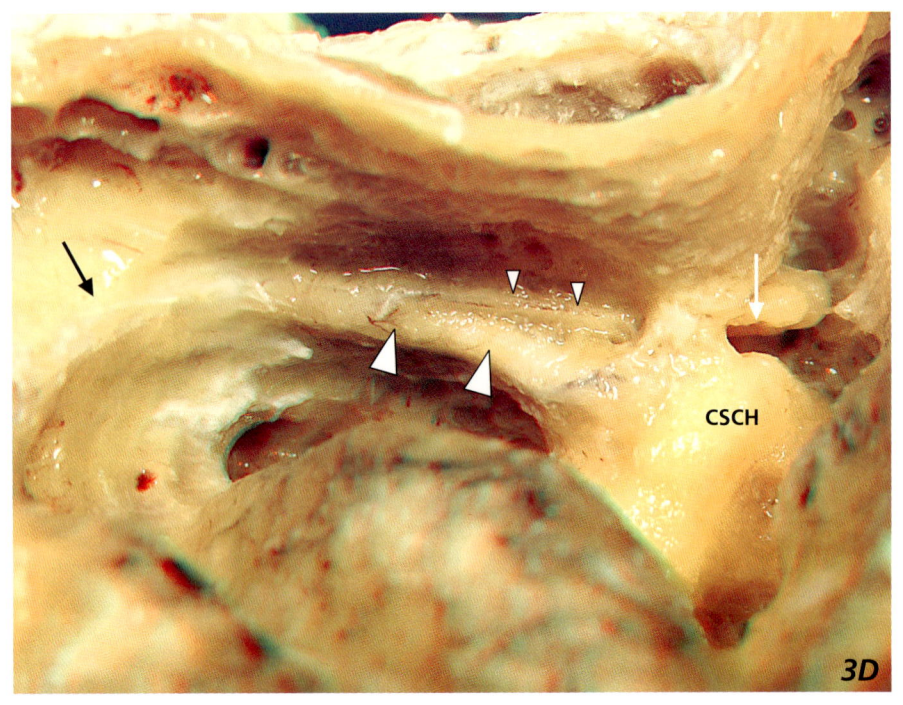

Fig. 19. Nervos facial *(pontas de seta grandes)* e corda do tímpano *(pontas de seta pequenas)* identificados. CSCH = canal semicircular horizontal; *seta branca* = apófise curta da bigorna; *seta preta* = goteira digástrica.

Timpanotomia Posterior

Depois da identificação da bigorna, do segmento mastóideo do facial e do nervo corda do tímpano, fica relativamente fácil executar a timpanotomia posterior, que, nada mais é, do que o acesso ao mesotímpano através da mastoide. Isso se dá por um recesso da parede posterior da orelha média situado entre a corda do tímpano e o nervo facial. Por isso, a timpanotomia posterior também é chamada de *abertura do recesso do facial*. Esse é outro passo que deve ser extensivamente praticado por quem quiser ter uma boa formação em cirurgia de ouvido, pois representa um passo crucial no tratamento de certas condições patológicas, bem como no acesso para implante coclear.

A timpanotomia posterior deve ser realizada com brocas pequenas (de 1 a 3 mm), alternando cortantes e polidoras dependendo da proximidade da broca com o nervo facial já identificado. A abertura deve ter como limite posterior o facial; como limite anterior, o nervo corda do tímpano; e, como limite superior, a apófise curta da bigorna, de modo que essa abertura termine com forma aproximada de um triângulo (Fig. 20). Uma brocagem inadvertidamente muito posterior pode lesar o facial, enquanto bro-

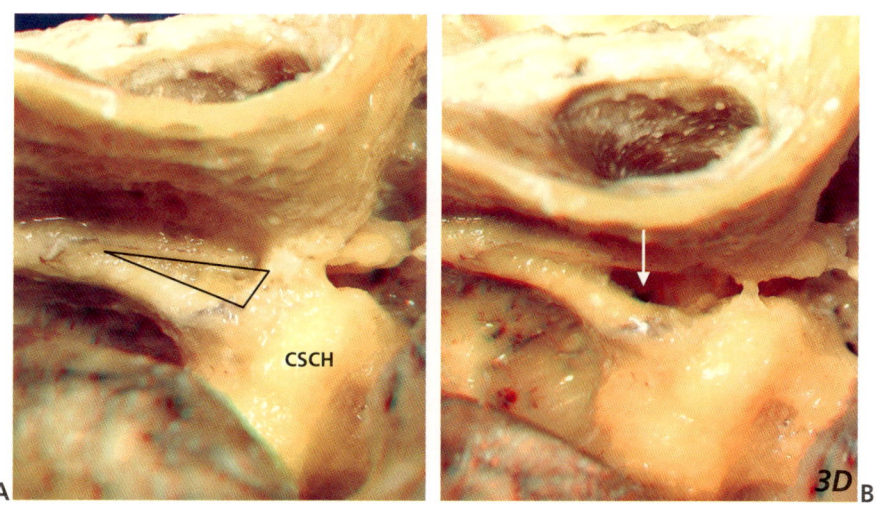

Fig. 20. Timpanotomia posterior. (**A**) Vemos a área triangular limitada pelos nervos facial e corda do tímpano. (**B**) A timpanotomia foi feita, expondo a orelha média através do recesso do facial. CSCH = canal semicircular horizontal; *seta* = nicho da janela redonda.

car muito para a frente arrisca lesar não só a corda do tímpano, mas também o *anulus* e a membrana timpânica. Uma boa timpanotomia posterior deve permitir a visão da articulação incudoestapediana, do promontório e do nicho da janela redonda.

Dissecção do Nervo Facial

Com o nervo totalmente identificado na mastoide, devemos começar a expor a sua bainha através de brocagem seguindo o seu trajeto. Essa brocagem deve ser realizada com broca polidora, para evitar lesões que venham a prejudicar o reconhecimento preciso da sua anatomia. Podem (ou devem) ser usados microcuretas e ganchos para remoção de pequenos fragmentos ósseos sobre o nervo. Depois de expor todo o segmento mastóideo, desde o forame estilomastóideo até o segundo joelho, no nível do canal semicircular horizontal, podemos, através da timpanotomia posterior, expor o segmento timpânico (Fig. 21). Terminada a exposição, passamos à abertura da bainha do nervo. Esta abertura deve ser feita com muito cuidado, por meio de uma incisão longitudinal, de preferência, com uma lâmina de bisturi nº 11 ou com um estilete de Rosen. Depois da abertura da bainha, o afastamento dos bordos da incisão permitirá a visualização das fibras nervosas.

Como já mencionado, a dissecção da porção timpânica do nervo é realizada através da timpanotomia posterior. O osso do canal de Falópio, neste segmento, é bastante delgado e pode ser removido com um estilete de Rosen ou com uma microcureta. O problema nessa etapa fica por conta da grande proximidade do ramo longo da bigorna com o nervo, o que pode tornar a dissecção muito difícil, impedindo a correta remoção da proteção óssea. Se for optar pela remoção da bigorna para a realização da descompressão, sugerimos deixar este passo para mais adiante, após a derrubada da parede posterior do conduto.

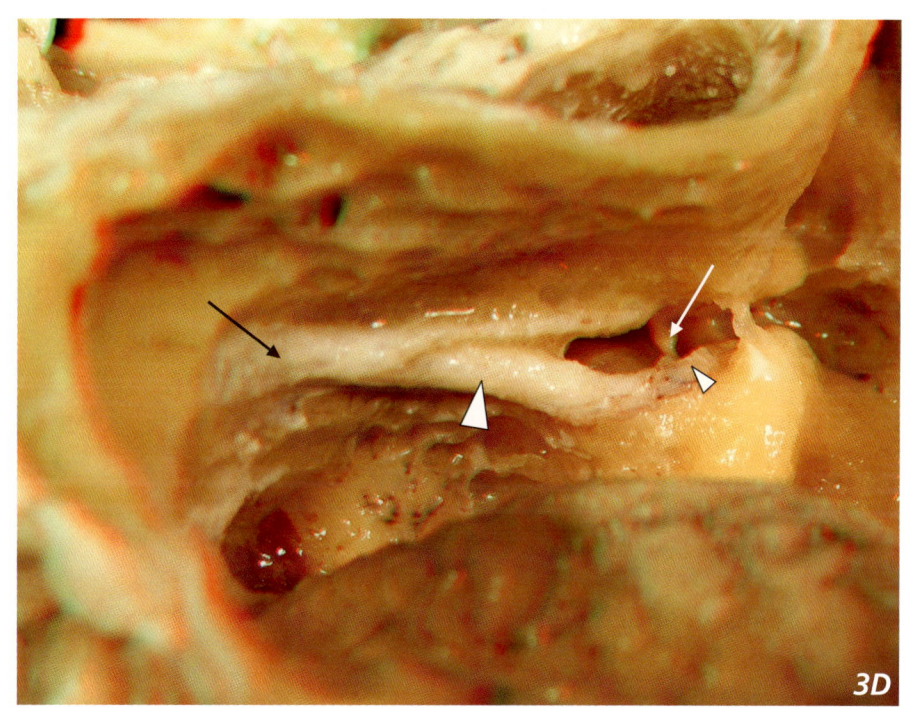

Fig. 21. Nervo facial exposto. *Seta preta* = saída do nervo pelo forame estilomastóideo; *ponta de seta grande* = segmento mastóideo; *ponta de seta pequena* = segmento timpânico; *seta branca* = articulação incudoestapedial.

Identificação do Bulbo da Jugular e do Saco Endolinfático

Seguindo o plano cortical do seio sigmoide no sentido inferior e anterior, medialmente ao nervo facial, ou seja, brocando o fundo da cavidade aberta pela remoção das células retrofaciais, costuma-se encontrar um osso infiltrado por um tecido marrom, que representa a medula óssea dessa região. À medida que se remove esse tecido, surge um osso compacto que representa o córtex posterior do golfo da jugular, que é o aspecto mais superior do forame jugular (Fig. 22). Esse osso é compacto, mas não é espesso, podendo ser violado facilmente. Sua remoção expõe o revestimento do bulbo da veia jugular, que pode ter altura bastante variável, chegando, em alguns casos, a tocar (ou mesmo ultrapassar) o nível do bloco labiríntico. Feito isso, o próximo passo será a identificação do saco endolinfático.

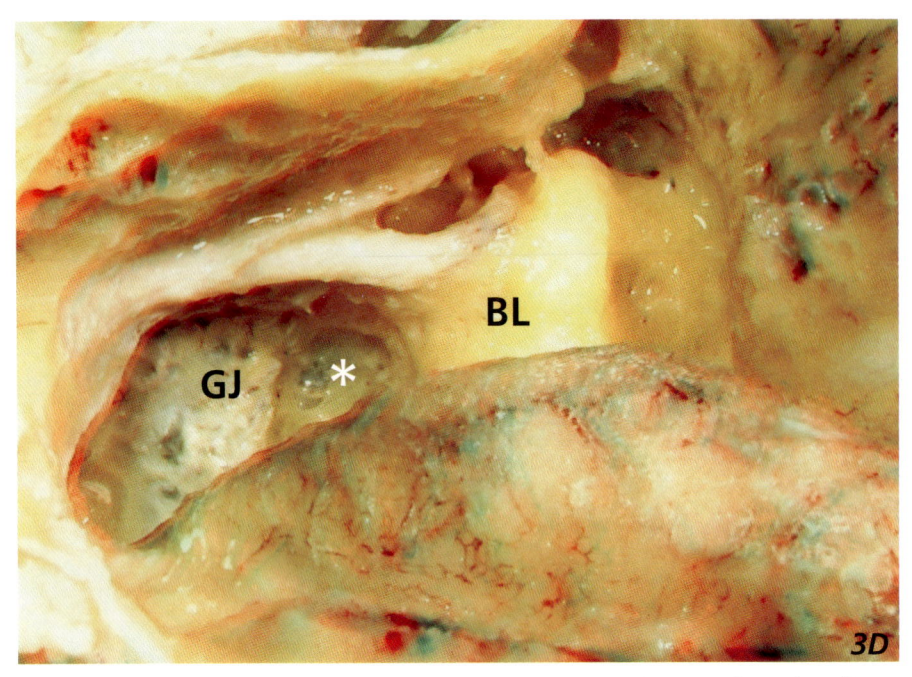

Fig. 22. Golfo da veia jugular esqueletizado (GJ). Note um espaço (*) entre o domo do golfo e o bloco labiríntico (BL). O tamanho desse espaço é bastante variável e nem sempre existe.

Vamos lembrar-nos, dos tópicos anteriores, que o saco endolinfático é uma divulsão dos dois folhetos de dura-máter que acontece logo adiante do seio sigmoide e que produz, na face posteromedial do rochedo, uma discreta depressão. Obviamente, quando visualizada por dentro da mastoide, essa depressão corresponde a uma leve saliência. Não vamos esperar identificar o saco endolinfático apenas por esse dado, visto que essa saliência, de tão discreta, dificilmente é percebida. Entretanto, sabe-se que o saco endolinfático é uma estrutura pertencente à dura-máter da fossa posterior e que está logo à frente do seio sigmóideo. Sabe-se também que a sua altura varia, mas que sua margem superior nunca ultrapassa o nível do canal semicircular horizontal. Portanto, pode ser encontrado em qualquer lugar na dura-máter entre o nível do canal semicircular horizontal e o bulbo da veia jugular. Já tendo sido identificadas essas duas estruturas, prosseguimos com a exposição de **toda** a dura-máter à frente do seio sigmóideo compreendida entre o próprio seio, o bloco labiríntico, a dura da fossa média e o bulbo da jugular. Essa área é chamada de triângulo de Trautman, importante referência para acessos à fossa posterior. Em seguida, com segurança, estaremos expondo o saco. Somente desta forma pode-se distinguir o saco endolinfático da dura-máter que o rodeia (Fig. 23), porque esse limite nem sempre é muito nítido (principalmente no osso formolizado) e a exposição da dura-máter em uma extensão pequena impossibilita a correta diferencia-

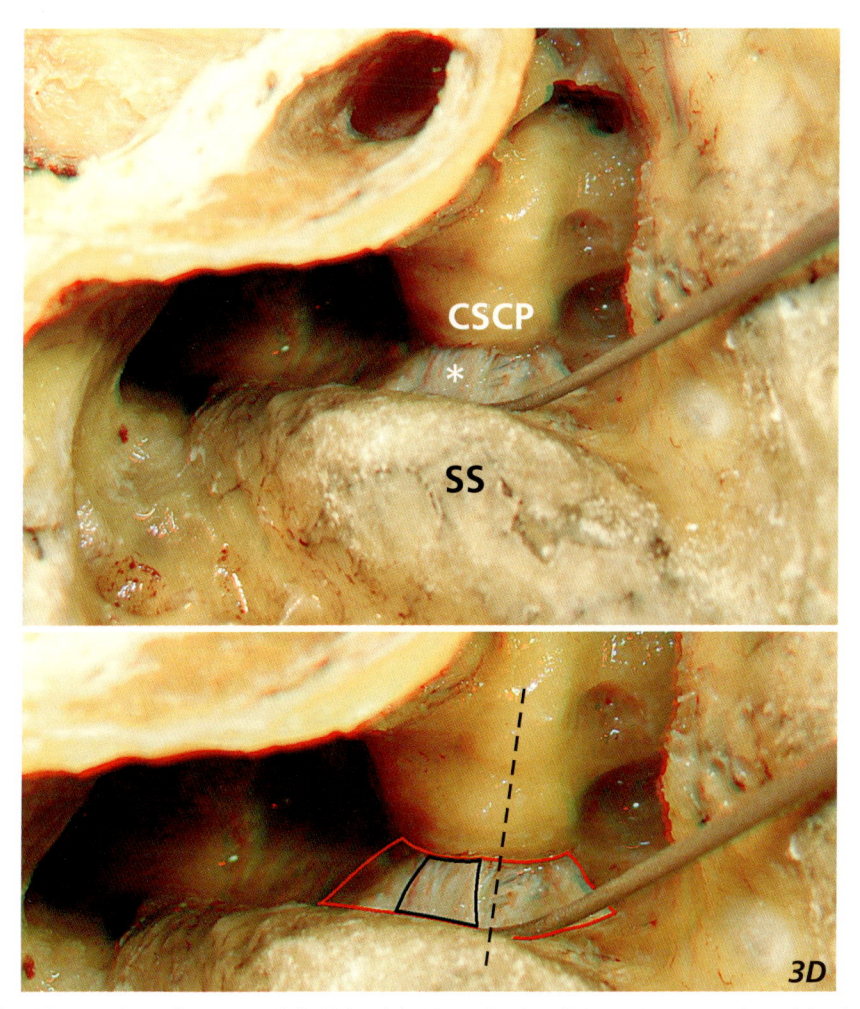

Fig. 23. Exposição do saco endolinfático (*). SS = seio sigmóideo; CSCP = canal semicircular posterior. No detalhe, demarcamos a área de exposição da dura-máter da fossa posterior (em vermelho) e a área provável do saco endolinfático (em preto). A *linha tracejada* marca o nível do canal semicircular horizontal.

ção. O ideal é que se remova o córtex dessa região com broca de diamante ou com espátulas ou curetas, pois o dano da dura-máter, mesmo que superficial, pode mascarar os limites entre ela e o saco. Um procedimento útil também é, após feita toda a exposição, realizar incisões cuidadosas à procura da luz do saco, que, aliás, pode ser uma cavidade apenas virtual em algumas peças.

Labirintectomia

Ao iniciarmos a labirintectomia, é interessante que, antes de abrirmos os canais semicirculares, tentemos identificar, por transparência, a luz de cada um dos canais. Isso se consegue, realizando uma brocagem lenta do osso cortical que os envolve e paralela à luz de cada canal, utilizando generosa irrigação e uma magnificação de, pelo menos, 16 vezes no microscópio. Fazendo assim, aos poucos, vemos surgir uma pequena sombra linear que se costuma denominar de *blue line* (Fig. 24). Isso (a identificação da *blue line*), embora não seja essencial para o reconhecimento anatômico dos canais – que já deve ter sido muito bem determinado por ocasião da esqueletização – compreende um exercício muito útil, visto que, em cirurgia, esse passo pode ser fundamental em certos tipos de acesso. A seguir, recomenda-se abrir os canais um a um sem removê-los por completo, procurando identificar as *crura* ampolares e não ampolares de cada canal, além da *crus* comum formada pela junção das *crura* não ampolares dos canais posterior e superior (Fig. 25). Como todos eles confluem para o vestíbulo, é lógico que, conforme vão sendo removidos, acabamos por abrir o vestíbulo, que surge como uma cavidade oval, da qual visualizamos a parede medial (Fig. 26). Frequentemente, tomando-se o cuidado de não aspirar em demasia o seu conteúdo, podem ser identificadas as estruturas do labirinto membranoso no seu interior. Lembrem-se de que a labirintectomia é um daqueles momentos em que o ângulo de ataque da broca sobre o osso é quase reto. Para evitarmos ter que utilizar a ponta da broca e não a sua superfície lateral, mais cortante, é fundamental uma abertura ampla da mastoide e a correta esqueletização do seio sigmóideo, o que favorece um melhor posicionamento da broca, evitando um trabalho ainda mais difícil pelo fato de estarmos lidando com a cápsula ótica.

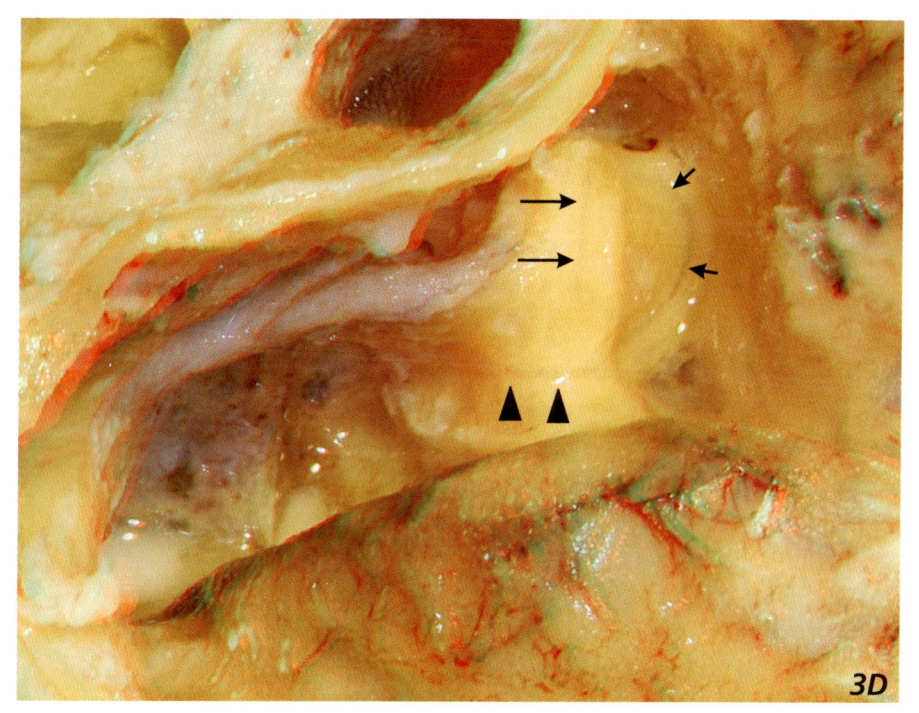

Fig. 24. Identificação das *blue lines* dos canais semicirculares posterior *(pontas de seta)*, superior *(setas curtas)* e horizontal *(setas longas)*.

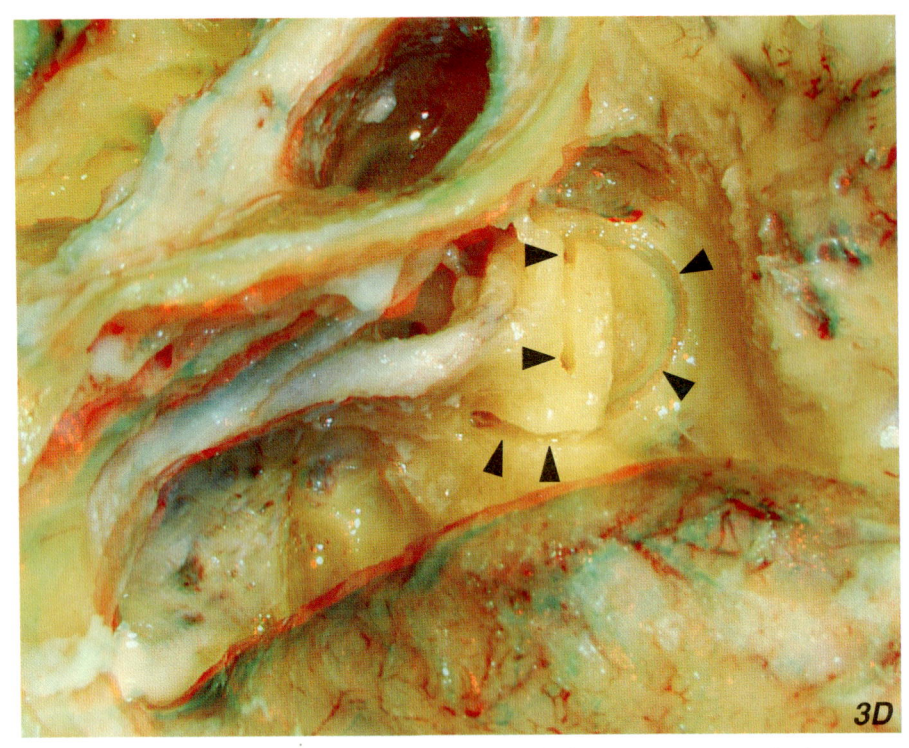

Fig. 25. Canais semicirculares abertos *(pontas de seta)*. Observe que, em função da sua disposição anatômica com relação ao ângulo de abordagem do acesso, o canal semicircular horizontal tende a transformar-se em dois orifícios seccionados transversalmente.

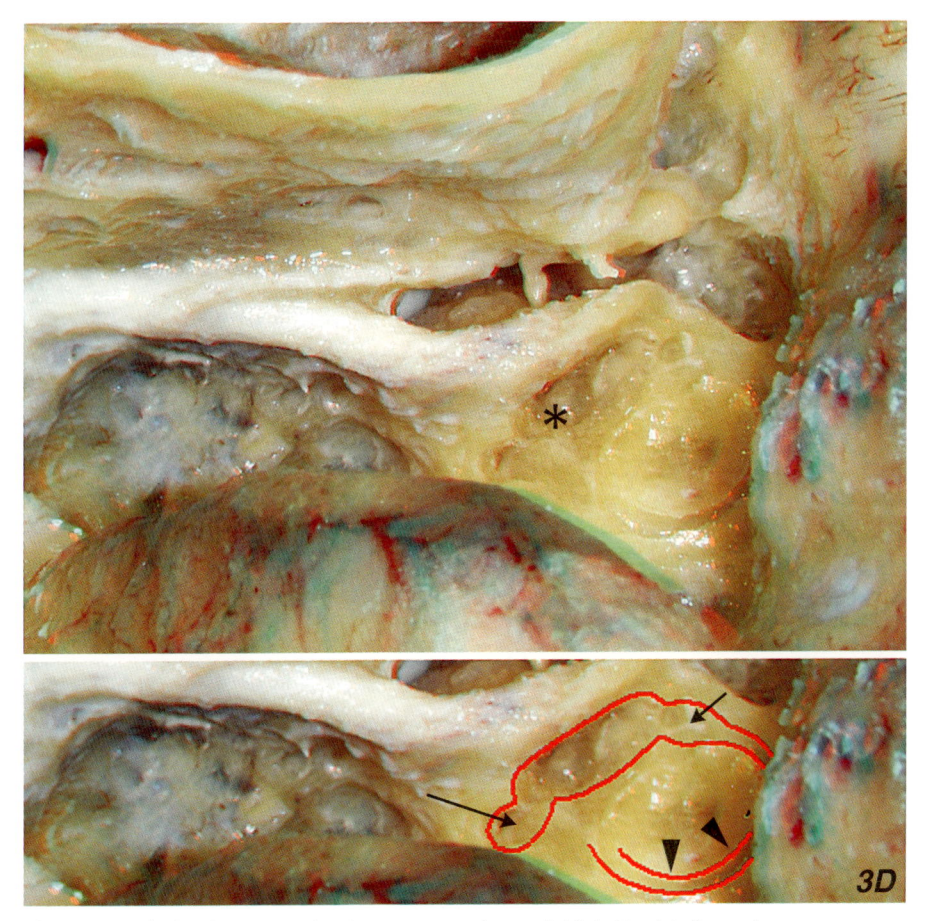

Fig. 26. Vestíbulo aberto, revelando a sua parede medial (∗). No detalhe, a área contornada em vermelho corresponde ao vestíbulo, à ampola do canal semicircular posterior *(seta longa)*, ao canal semicircular superior *(pontas de seta)* e à sua ampola *(seta curta)*.

Aqueduto Vestibular

Brocando-se lentamente (e, de preferência, com broca diamantada) a região mais posterior do bloco labiríntico, entre o vestíbulo e o saco endolinfático (já exposto), podemos, às vezes, identificar um delgado canal sinuoso preenchido por um tecido de aspecto fibroso. Trata-se do aqueduto vestibular, que se dirige do saco endolinfático à porção inferior do vestíbulo. O tecido que o preenche é o ducto endolinfático (Fig. 27).

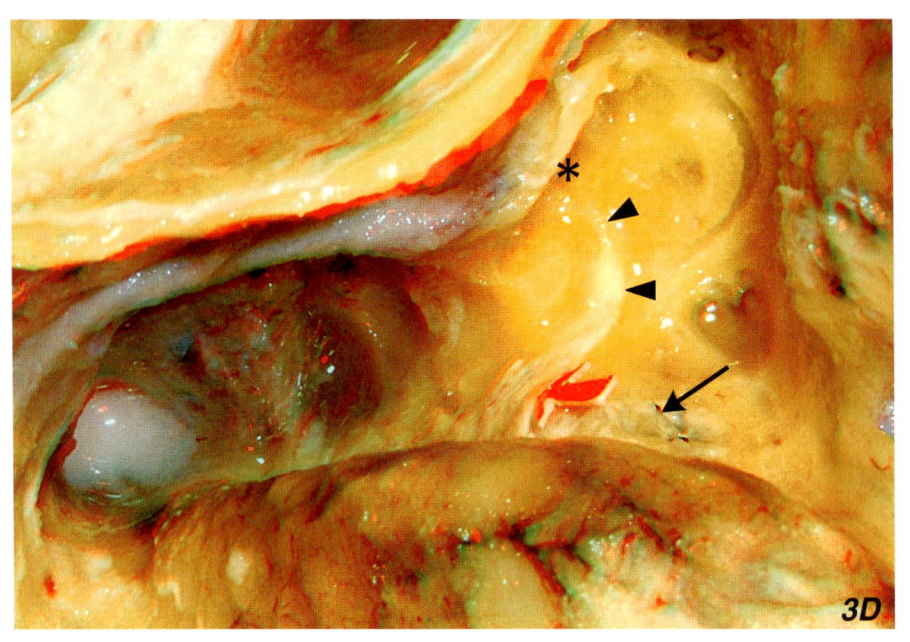

Fig. 27. Aqueduto vestibular exposto *(pontas de seta)*, preenchido pelo ducto endolinfático. Nessa peça, deixamos uma seta vermelha parcialmente introduzida no saco endolinfático. O *asterisco* identifica o vestíbulo e a *seta*, a dura-máter da fossa posterior.

Conduto Auditivo Interno

A parede medial do vestíbulo corresponde ao fundo do CAI visto de fora para dentro. Portanto, para acessar o fundo do conduto, basta remover essa parede. Mas não é recomendável que procedamos assim, pois para um acesso cirúrgico adequado ao canal devemos reconhecer toda a sua parede posterior, desde o seu fundo (limite lateral), até o seu orifício interno craniano (meato acústico interno ou seu limite medial). Essa etapa deve ser realizada antes de expor o seu conteúdo. O vestíbulo passa, então, a funcionar como um ponto de referência fundamental para esta etapa que exige a remoção de toda a cápsula ótica e a esqueletização da dura-máter da fossa posterior, continuando a exposição do triângulo de Trautman mais em profundidade. Outro ponto de referência muito importante para o CAI é a artéria subarqueada, que trafega pelo canal petromastóideo e passa abaixo da eminência arqueada. Como a eminência arqueada corresponde, conforme já vimos, ao domo do canal semicircular superior, significa que a artéria cruza esse canal dentro da sua circunferência, normalmente no centro, mas, às vezes, de modo excêntrico. À medida que removemos o canal semicircular superior podemos, então, observar a existência dessa artéria (Fig. 28). Como ela desenvolve um trajeto acima do CAI, uma linha imaginária traçada entre o extremo superior do vestíbulo e a artéria subarqueada pode representar, aproximadamente, o limite mais superior do CAI. O limite inferior é dado por outra linha imaginária, paralela à primeira, que se inicia no extremo inferior do vestíbulo (Fig. 29). A remoção de todo o osso dentro desses limites faz surgir, por transparência, a dura-máter que reveste a parede posterior do CAI. Durante essa brocagem, também é interessante esqueletizar a dura-máter da fossa média, seguindo na direção anterior e medial o plano delimitado pelo ângulo de Citelli, trabalhando internamente àquela aresta sobre a qual se assenta o seio petroso superior e que marca o limite entre as fossas média e posterior. Este seio pode ser identificado por transparência como uma sombra escura que se projeta desde o ângulo sinudural para a região supralabiríntica.

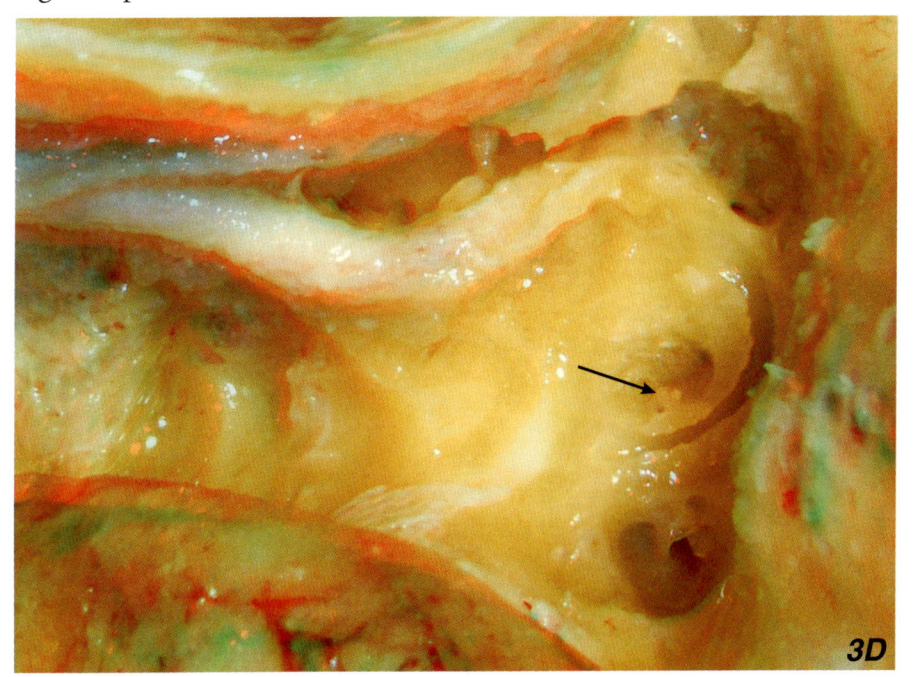

Fig. 28. Canal semicircular superior aberto, com a artéria subarqueada excêntrica dentro da sua circunferência *(seta)*.

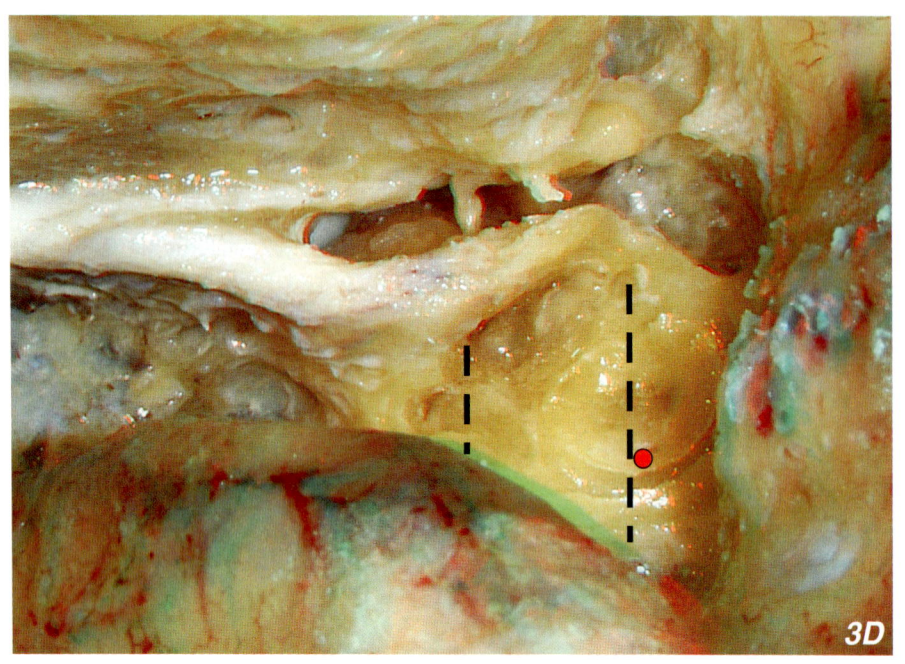

Fig. 29. Linhas imaginárias que desenham aproximadamente a direção do conduto auditivo externo, passando pelos extremos superior e inferior do vestíbulo e nas proximidades da artéria subarqueada *(ponto vermelho)*.

A dura-máter que reveste o CAI é muito delicada e, sobretudo na peça formolizada, rompe-se com facilidade. Por isso, é interessante que a sua exposição seja feita com broca polidora. Deve-se tentar expô-la em todo o seu comprimento antes de abri-la. Ressaltamos que, no ângulo agudo formado entre o orifício interno do conduto e a dura-máter da fossa posterior, a possibilidade de ruptura desta é ainda maior. Se possível, deve-se tentar remover os últimos fragmentos do osso com curetas ou microganchos. Com toda a dura-máter da fossa posterior exposta até o nível do CAI e também toda a dura-máter do próprio CAI exposta (Fig. 30), podemos proceder à sua abertura. Isto é feito, de preferência, com um estilete de Rosen ou lâmina de bisturi nº 11, incisando a dura-máter no sentido longitudinal, desde o seu fundo, até o orifício interno. Realizada essa incisão, devemos afastar as margens da dura, permitindo a visualização do conteúdo nervoso do canal. É fundamental lembrar que estamos abordando o

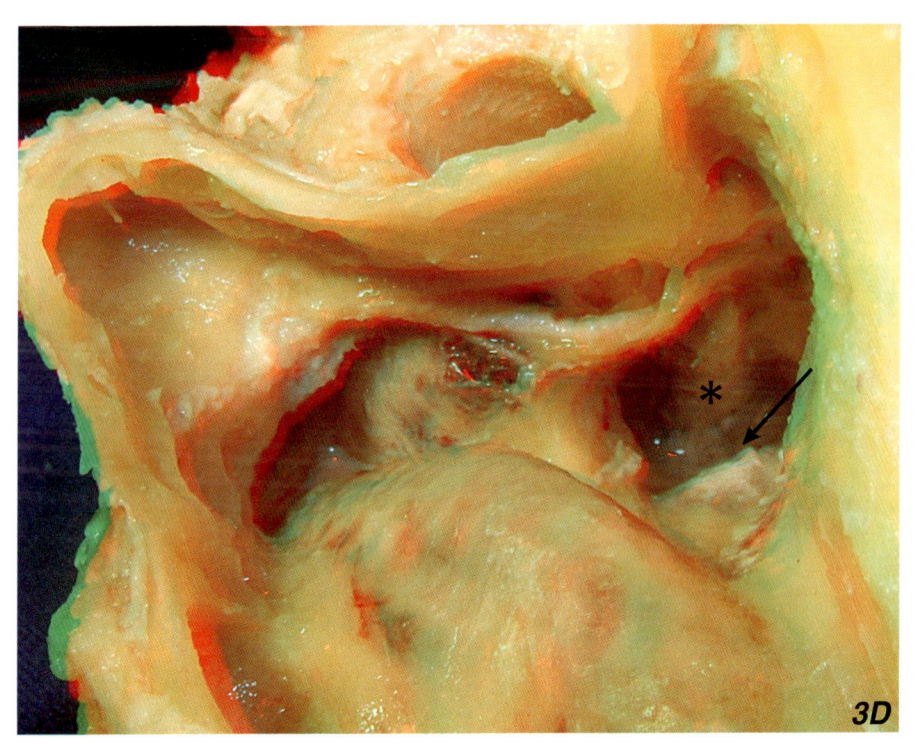

Fig. 30. CAI (*), com a dura-máter exposta. Observe que foi extensamente brocado o osso superior e inferior àqueles limites preestabelecidos para que se desenhasse a circunferência do conduto. A *seta* indica a dura-máter da fossa posterior.

conduto pela sua face posterior. Portanto, em um primeiro plano, vamos identificar os nervos vestibulares superior e inferior. Entre esses dois ramos do VIII nervo, na região do fundo do CAI, podemos identificar uma crista óssea, a crista falciforme, que divide a região em dois andares, superior e inferior (Figs. 31 e 32). Devemos, então, seccionar estes ramos no seu extremo lateral (fundo do conduto) e afastá-los do campo para que possamos visualizar, em um segundo plano – anterior, o nervo facial (superiormente, imediatamente à frente do nervo vestibular superior) e o nervo coclear (inferiormente, logo à frente do vestibular inferior) (Fig. 33). Também é comum a visualização de uma alça da artéria cerebelar anteroinferior cruzando esses nervos de maneira variável. Depois desta etapa, podemos prosseguir com a dissecção do segmento labiríntico do facial em direção ao

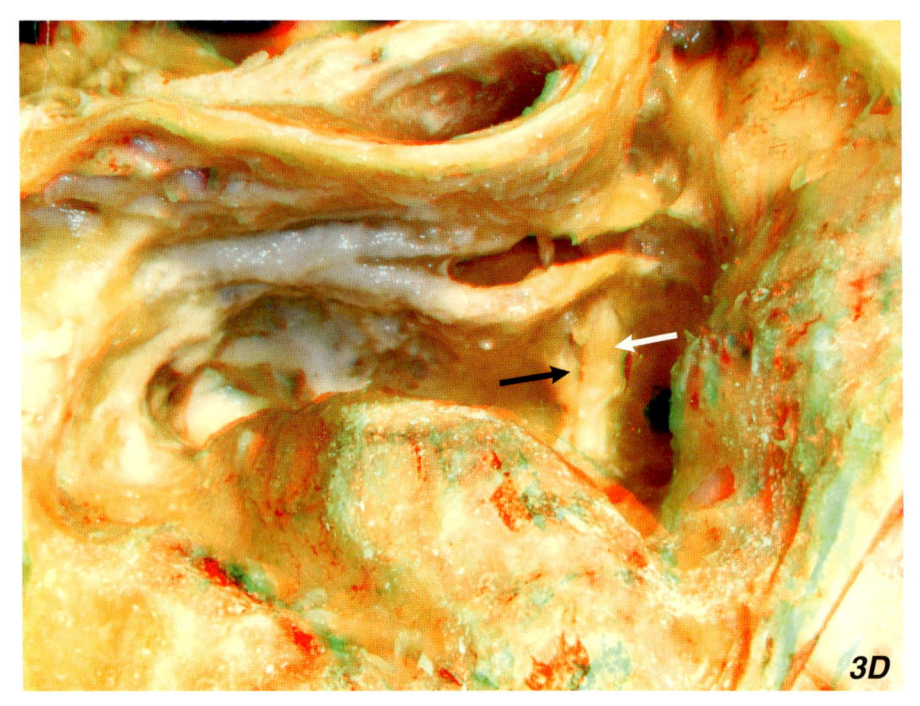

Fig. 31. Nervos expostos no CAI. *Seta branca* = vestibular superior; *seta preta* = vestibular inferior.

gânglio geniculado, removendo o osso acima e anteriormente com relação ao fundo do conduto, tendo como referência inicial a entrada do nervo facial no canal de Falópio. Mas podemos, também, reservar essa exposição para uma ocasião mais posterior, como veremos na etapa seguinte.

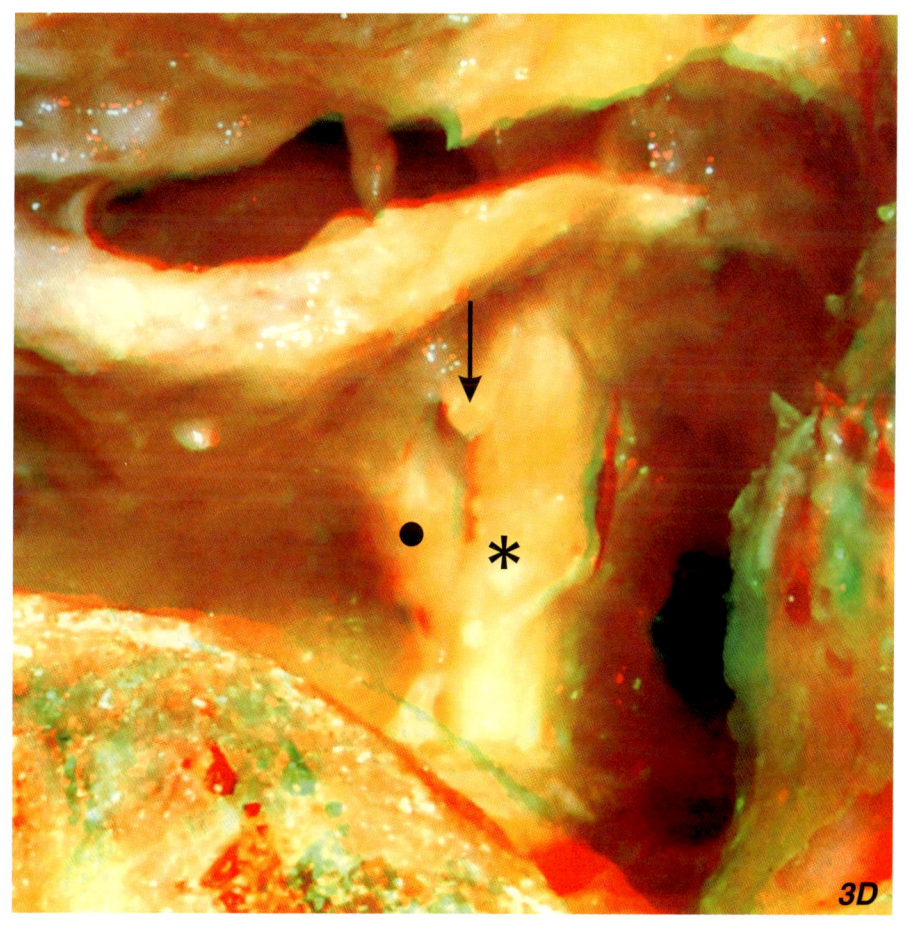

Fig. 32. Detalhe da figura anterior. Nervos vestibulares superior (*) e inferior (●). A *seta* indica a crista falciforme.

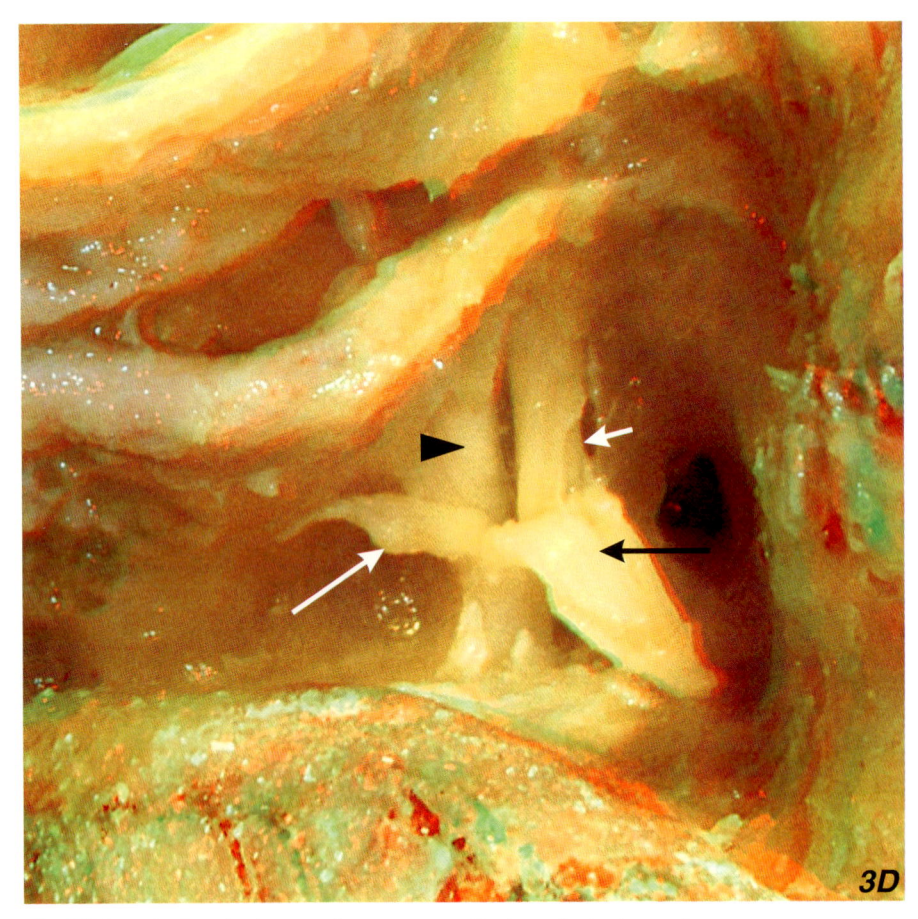

Fig. 33. Depois do rebatimento dos nervos vestibulares *(setas longas)*, vemos os nervos facial *(seta curta)* e coclear *(cabeça de seta)*, no interior do CAI.

Derrubada da Parede Posterior do Conduto Auditivo Externo

Agora podemos complementar o estudo da anatomia da orelha média, analisando com maiores detalhes a caixa do tímpano. Para isso, devemos proceder à retirada da parede posterior do conduto auditivo externo. Com o nervo facial e a corda do tímpano já expostos, podemos remover esta parede até o nível dessas estruturas. Identificamos, assim, a membrana timpânica em sua totalidade, que pode ser removida para melhor visualização da anatomia da cadeia ossicular (Figs. 34 e 35). Podemos identificar, também, os ligamentos suspensores da bigorna e do martelo, assim como as articulações

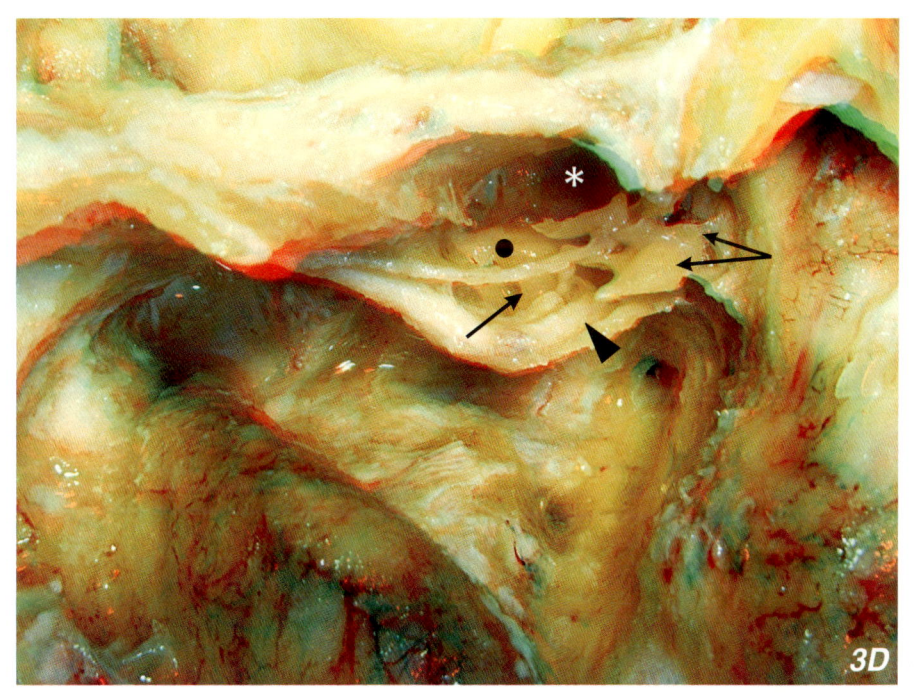

Fig. 34. Rebaixada a parede posterior do conduto auditivo externo até o nível da corda do tímpano e do tronco do facial, e, removida a membrana timpânica, podemos ver a cadeia ossicular *(seta dupla)*, o promontório (●), o nicho da janela redonda *(seta simples)*, o orifício timpânico da tuba auditiva (*) e a porção timpânica do nervo facial *(cabeça de seta)*.

incudomaleolar e incudoestapedial, o estribo na janela oval e o tendão do músculo estapediano. Logo acima da janela oval, percebemos a saliência provocada pela porção timpânica do nervo facial. Vemos também, agora de forma direta, o nicho da janela redonda e, no limite anterior, o orifício timpânico da tuba auditiva.

Estudadas a anatomia da cadeia ossicular e as suas relações com as demais estruturas da orelha média, podemos remover a bigorna. Isto se faz, primeiramente, desarticulando-a do estribo com um microgancho, e, só então, desarticulando-a da cabeça do martelo (Fig. 36). Fazendo isso, tem-se uma visão direta do processo cocleariforme, de onde emerge o tendão do músculo tensor do tímpano. Depois, seccionamos esse tendão e removemos o martelo, obtendo, assim, uma visão completa da porção timpânica do canal de Falópio, quando pode ser complementada a dissecção

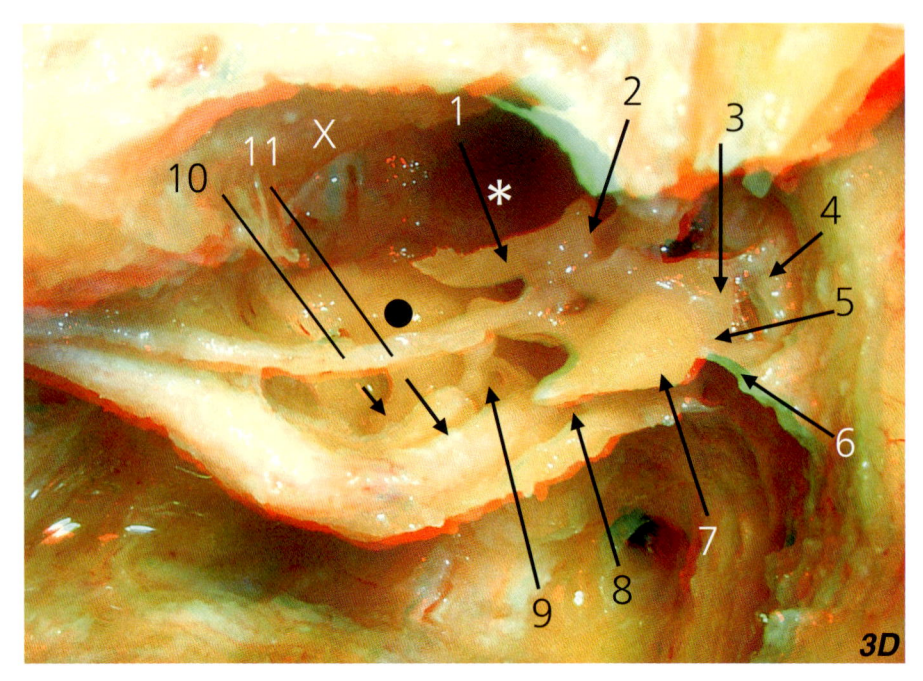

Fig. 35. Detalhe da figura anterior. *1.* Cabo do martelo; *2.* processo lateral do martelo; *3.* cabeça do martelo; *4.* ligamento suspensor do martelo; *5.* articulação incudomaleolar; *6.* ligamento suspensor da bigorna; *7.* corpo da bigorna; *8.* apófise curta da bigorna; *9.* estribo e tendão do músculo estapédio; *10.* nicho da janela redonda; *11.* eminência piramidal. Percebem-se ainda a parede anterior do conduto (X), o orifício timpânico da tuba auditiva (∗) e o promontório (●).

do nervo facial (se isso ainda não tiver sido feito), desde o segundo joelho até o gânglio geniculado (Fig. 37). Aproveitando esse acesso, pode-se estender a dissecção deste nervo em direção à porção labiríntica, se ainda não foi exposta durante a dissecção do CAI, unindo as duas abordagens, obtendo-se, assim, o contorno do gânglio geniculado, identificando-se o primeiro joelho do nervo facial. Com isso, temos evidenciado todo o trajeto intratemporal deste nervo (Fig. 38). Além disso, com a retirada da bigorna e do martelo, imprimindo-se uma angulação adequada da peça, poderemos ver de forma mais clara toda a saliência do semicanal do músculo tensor do tímpano na parede medial da orelha média, estendendo-se horizontalmente desde o processo cocleariforme até a tuba auditiva.

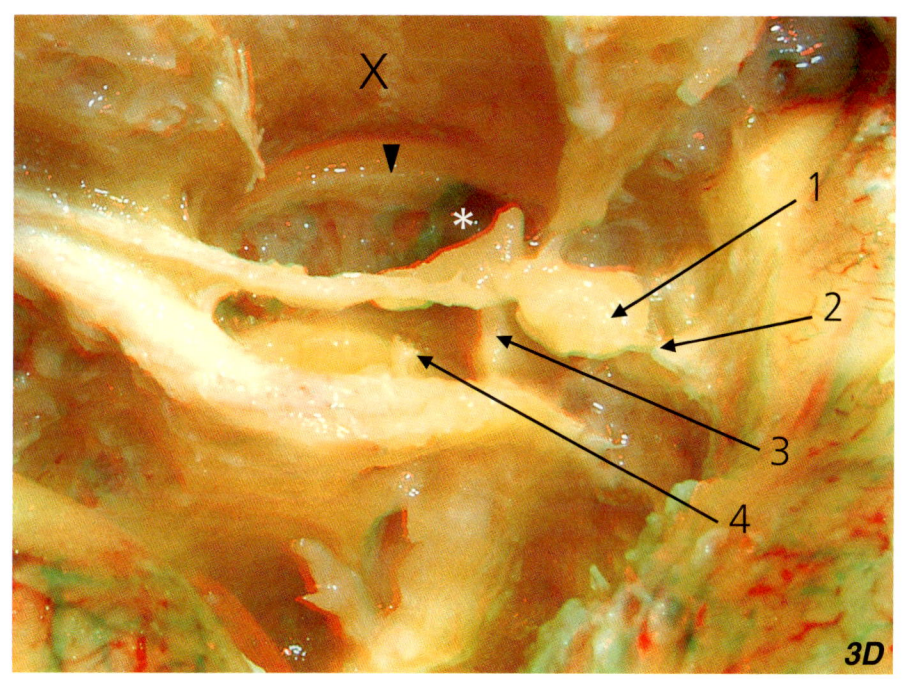

Fig. 36. Depois da remoção da bigorna, veem-se: *1.* superfície articular do martelo; *2.* ligamento suspensor do martelo; *3.* processo cocleariforme e tendão do músculo tensor do tímpano; *4.* capítulo do estribo; orifício externo da tuba auditiva (∗); parede anterior do conduto auditivo externo (X) e; ânulo timpânico anterior *(cabeça de seta).*

Identificação da Cóclea, da Carótida Interna e do Forame Jugular

Se brocarmos muito cuidadosamente o osso da parede medial do mesotímpano, com uma broca de diamante pequena, vamos começar a perceber uma outra *blue line,* a da cóclea. Podemos penetrá-la para estudar as relações dos seus giros. É interessante a abertura do promontório anterior à janela redonda e à janela oval. Com isso, poderemos identificar a lâmina espiral óssea que separa as rampas timpânica e vestibular. Com máxima magnificação, e sem aspiração excessiva, poderemos reconhecer os seus elementos membranosos. A Figura 39 mostra os giros cocleares abertos após a brocagem do promontório.

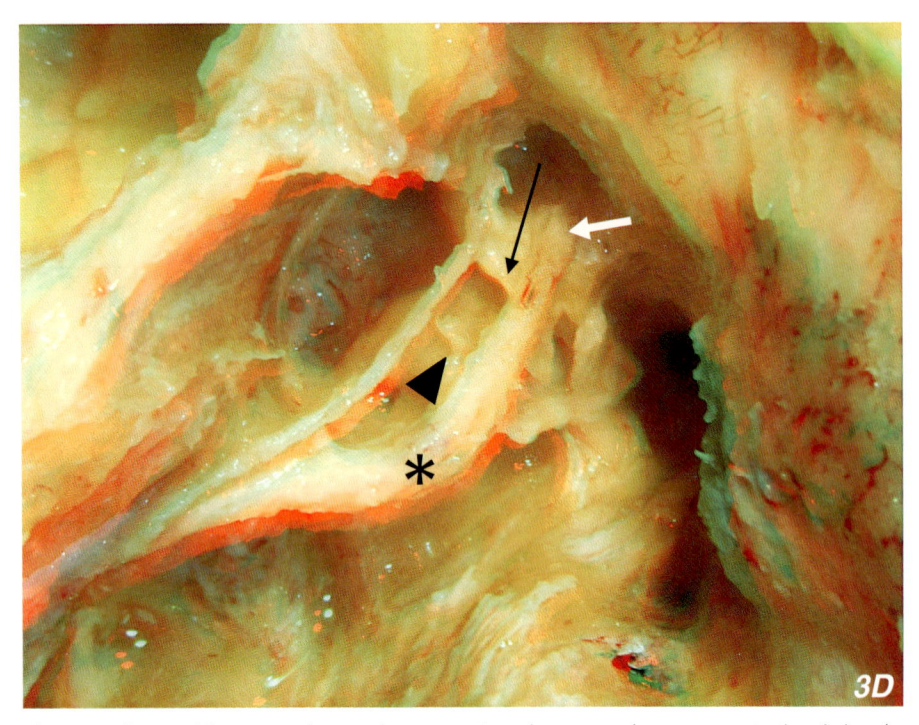

Fig. 37. Foi removido o martelo e podemos, assim, observar todo o segmento timpânico do nervo facial, desde o segundo joelho (*), até o gânglio geniculado *(seta larga)*. Observe que, próximo ao gânglio, o nervo tangencia superiormente o processo cocleariforme *(seta fina)*. O estribo está indicado pela *ponta de seta*.

Tendo como referência a parede medial do óstio timpânico da tuba auditiva, podemos remover a parede óssea do canal carotídeo e identificar o segmento petroso da artéria carótida interna. Para uma exposição adequada desta porção carotídea devemos remover o osso timpanal inferiormente, expondo o hipotímpano, e a parede anterior do CAE até a exposição da cápsula da articulação temporomandibular. Assim, podemos identificar o trajeto ascendente da carótida até o seu joelho imediatamente anterior à cóclea.

Finalizando a dissecção no plano lateral, devemos remover toda a ponta da mastoide e o restante do osso timpanal, identificando a zona de entrada da carótida e de saída da veia jugular do osso temporal. Dissecando-se inferiormente ao segmento mastóideo do facial, ou transpondo o facial an-

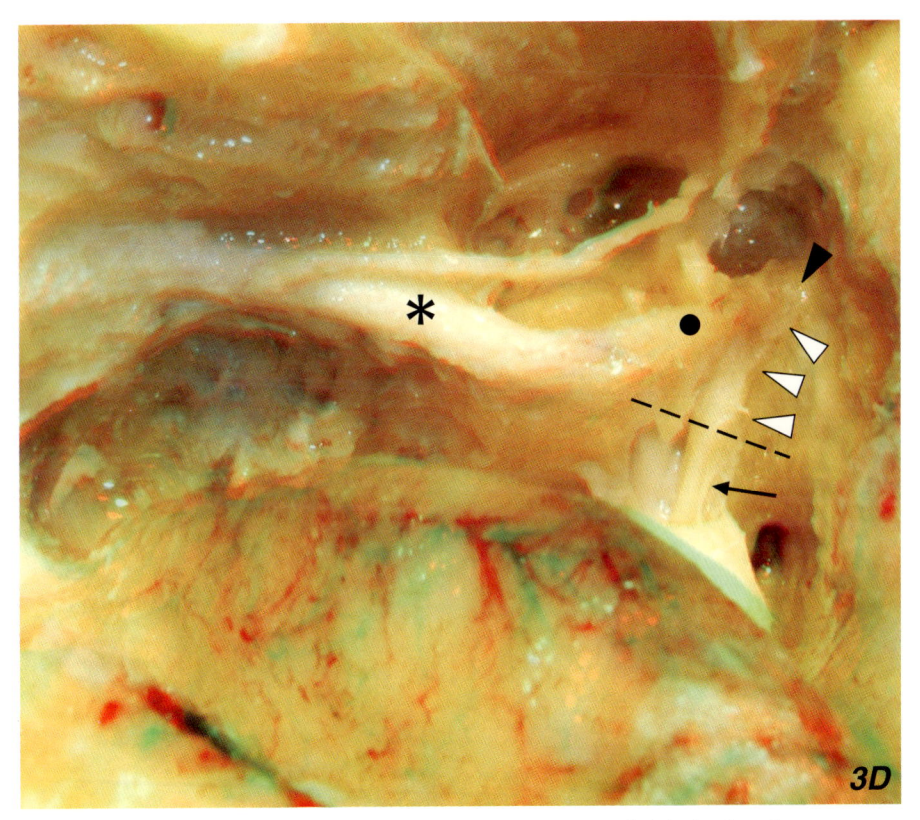

… MANUAL TRIDIMENSIONAL DE DISSECÇÃO CIRÚRGICA...

Fig. 38. Exposição completa do trajeto intratemporal do nervo facial, desde o forame estilomastóideo até o poro acústico interno. Observam-se a porção mastóidea (∗), a porção timpânica (•), o gânglio geniculado *(ponta de seta preta)*, a porção labiríntica *(pontas de seta brancas)* e a porção canalicular *(seta)*. A linha tracejada delimita o fundo do CAI, separando as porções labiríntica e canalicular do nervo.

teriormente, podemos identificar o aspecto mais anterior e superior do bulbo da jugular e a crista jugulocarotídea (Fig. 40).

Você pode ainda abrir a parede lateral do bulbo e terá acesso ao seu interior, onde poderá encontrar um ou mais orifícios na parede medial que correspondem à desembocadura do seio petroso inferior. Os nervos cranianos bulbares podem ser vistos se for removida essa parede medial do bulbo, que, por ser muito aderente, pode acabar lesando as estruturas neurais.

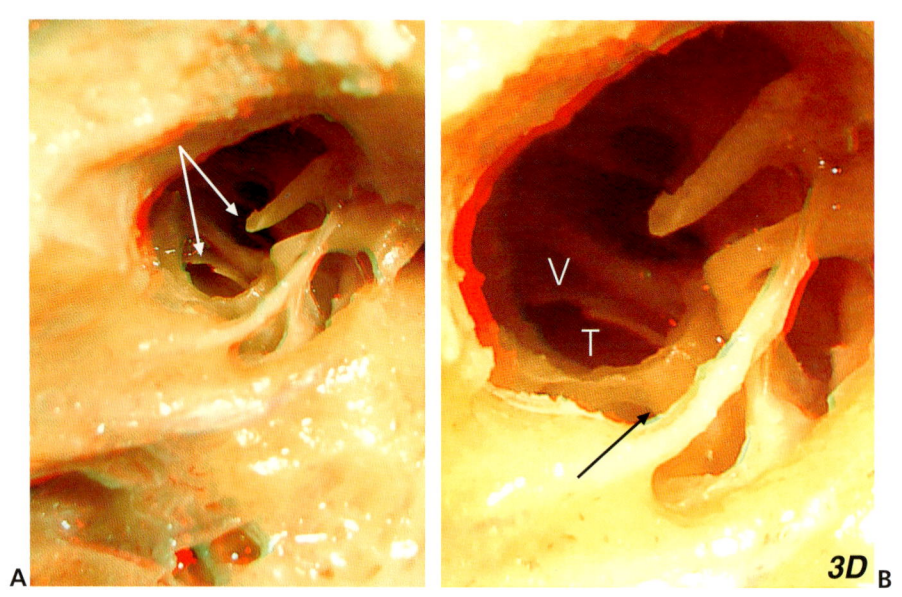

Fig. 39. (**A**) O promontório foi brocado até a abertura dos giros da cóclea *(seta dupla)*. (**B**) No giro basal, distinguem-se as rampas vestibular (V) e timpânica (T). Observe a relação da rampa timpânica com a janela redonda *(seta)*. Nesta figura, apenas por uma questão de orientação anatômica, a cadeia ossicular ainda está intacta.

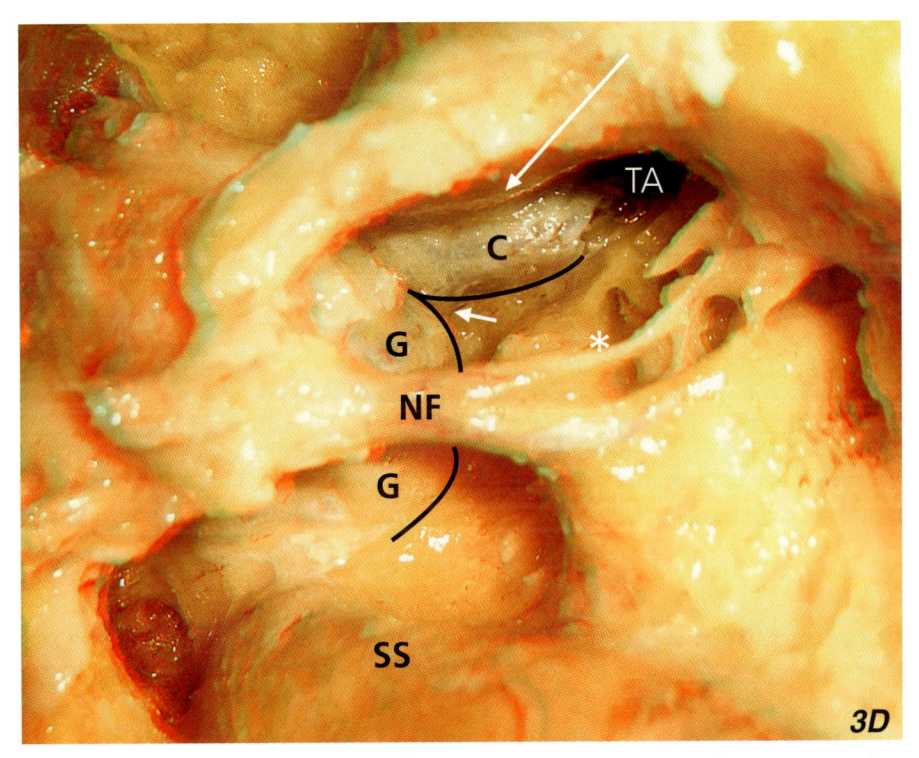

Fig. 40. Exposição da relação entre a carótida e o golfo da jugular após broqueamento do osso timpanal. A carótida (C) e o golfo (G) estão contornados em preto. Ainda podem ser observados: cápsula da cavidade glenoide *(seta longa)*, seio sigmóideo (SS), nervo facial (NF), tuba auditiva (TA) e a crista jugulocarotídea *(seta curta)*. Observe a relação de intimidade entre a carótida e a cóclea (*).

8 DISSECÇÃO DO OSSO TEMPORAL PELA FOSSA MÉDIA

Para a dissecção pela fossa média, é necessário utilizar uma nova peça anatômica, que deve ser posicionada na cuba de maneira diferente da vista anteriormente, pois a abordagem deve ser realizada como se o cirurgião estivesse posicionado no vértex craniano do paciente, olhando em sentido caudal, ou seja, o osso deve ser fixado na cuba com a sua face lateral orientada para às 12 horas e a ponta do rochedo para às 6 horas (Fig. 41). Por essa via de dissecção, identificamos as estruturas do osso temporal por cima, através da face superior do rochedo. Ao contrário da face posteromedial, aqui é importante a remoção da dura-máter, pois, nesse caso, a brocagem do osso temporal se faz diretamente pela sua superfície óssea intracraniana. O ideal é que essa remoção não seja feita de forma aleatória, mas sim com cuidado (se possível sob microscopia) para preservar acidentes anatômicos que são,

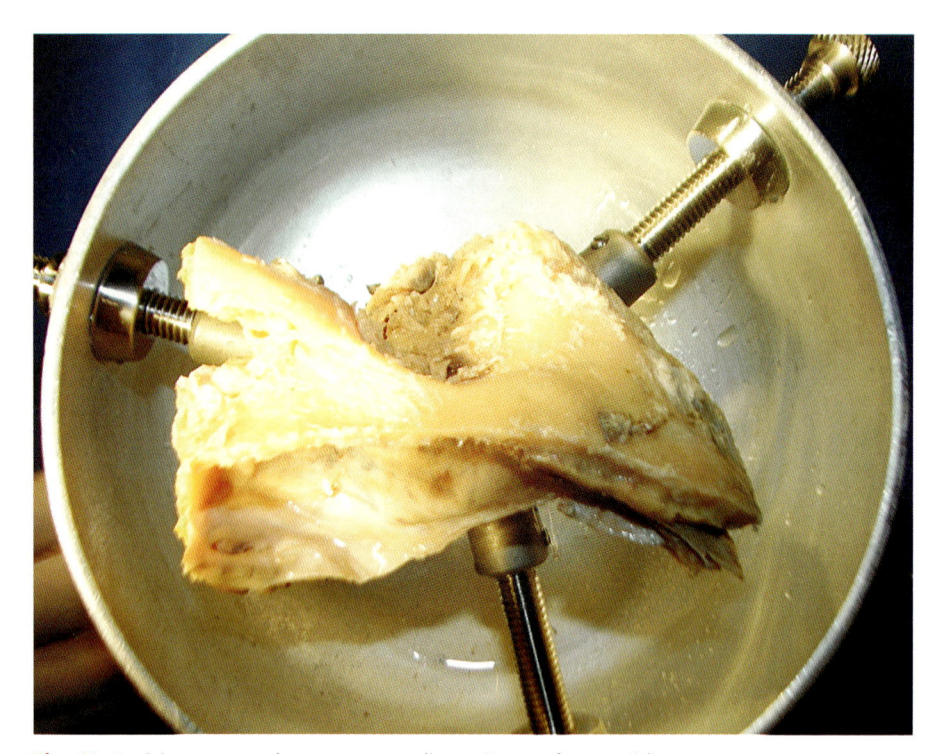

Fig. 41. Posicionamento da peça para a dissecção por fossa média.

por vezes, muito aderidos a ela, já que sua retirada intempestiva pode danificá-los.

Inicia-se, portanto, a dissecção com o próprio descolamento da dura-máter. Durante esta manobra, devemos identificar o limite anterior, que é o forame espinhoso e a artéria meníngea média. Podemos seccionar a artéria para facilitar o descolamento da dura e uma dissecção mais abrangente desta região. Prosseguindo medialmente, e discretamente posterior, podemos reconhecer o nervo petroso superficial maior (NPSM) ocupando o hiato do facial e, lateralmente, o nervo petroso superficial menor. Posterior e medialmente a esse nervo, podemos reconhecer o relevo da eminência arqueada. Embora muito citada como importante ponto de referência, pode ser sua identificação difícil, especialmente quando o seu relevo é pequeno ou quando toda a superfície desta face do petroso é mais acidentada, o que varia com o grau de pneumatização do osso. Anteriormente à eminência e ainda medialmente ao NPSM, vemos uma região mais plana, às vezes ligeiramente côncava – o chamado plano meatal. Se o osso permitir, seguindo-se esse plano anteriormente e sempre descolando a dura-máter com cuidado, em direção à ponta do rochedo, veremos surgir o gânglio do nervo trigêmeo (ou gânglio de Gasser), de onde emergem os seus três ramos (V1, V2 e V3). Depois do descolamento da dura-máter, ela deve ser, então, removida, porém preservando o seio petroso superior, que, como já foi dito, repousa sobre a margem posterior da face superior do rochedo. O aspecto final da peça após o descolamento e a remoção da dura-máter é visto na Figura 42.

Depois disto, quando a eminência arqueada estiver bem pronunciada, podemos iniciar a dissecção óssea da peça a partir da brocagem cuidadosa dessa eminência até identificar, em sua profundidade, a *blue line* do canal semicircular superior. Essa se posiciona como uma linha perpendicular ao plano da face superior do rochedo, sendo também perpendicular ao NPSM (Figs. 43 e 44). Identificados esses pontos, podemos traçar uma linha imaginária que é bissetriz do ângulo reto formado pelas duas linhas anteriores e que cruzará o plano meatal. A brocagem sobre essa linha imaginária levará ao teto do CAI.

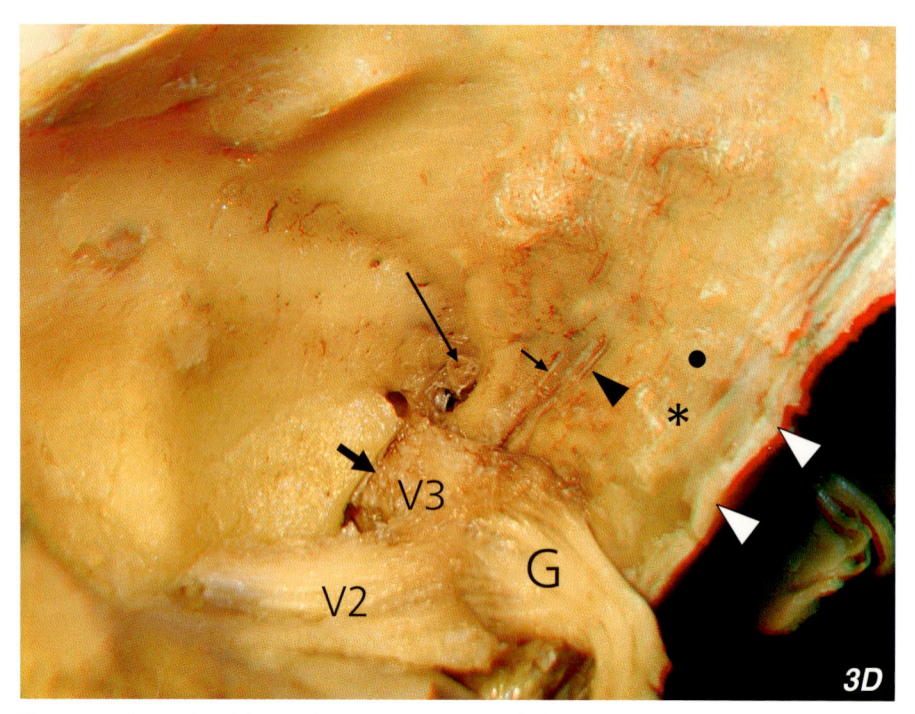

Fig. 42. A dura-máter foi completamente removida da face superior, restando apenas o seio petroso superior aderido à margem posterior do rochedo *(pontas de seta brancas)*. Podem ser observados: artéria meníngea média seccionada na saída do forame espinhoso *(seta fina longa)*, nervos petrosos superficiais maior *(ponta de seta preta)* e menor *(seta curta)*, eminência arqueada (•), plano meatal (*), gânglio de Gasser (G) e seus ramos visíveis na peça (V2 e V3), este último penetrando no forame oval *(seta grossa)*.

Entretanto, como a eminência arqueada nem sempre é facilmente identificada, na grande maioria das vezes, preferimos começar a dissecção tendo o NPSM como o primeiro ponto de referência. Utilizando uma broca polidora, iniciamos a remoção do osso imediatamente posterior ao nervo petroso, com gestos da caneta em direção longitudinal ao nervo e no sentido anteroposterior, até a exposição do gânglio geniculado. A partir do gânglio, mudamos o sentido da brocagem para posteromedial, acompanhado o trajeto da porção labiríntica do nervo facial, ainda dentro do canal de Falópio, até chegar ao fundo do CAI. Este segmento do nervo tem uma proximidade muito grande (de 1 a 2 mm) com a cóclea, que se situa imediatamente à frente, como veremos logo adiante. Por isso, essa exposição tem que ser feita com extrema cautela.

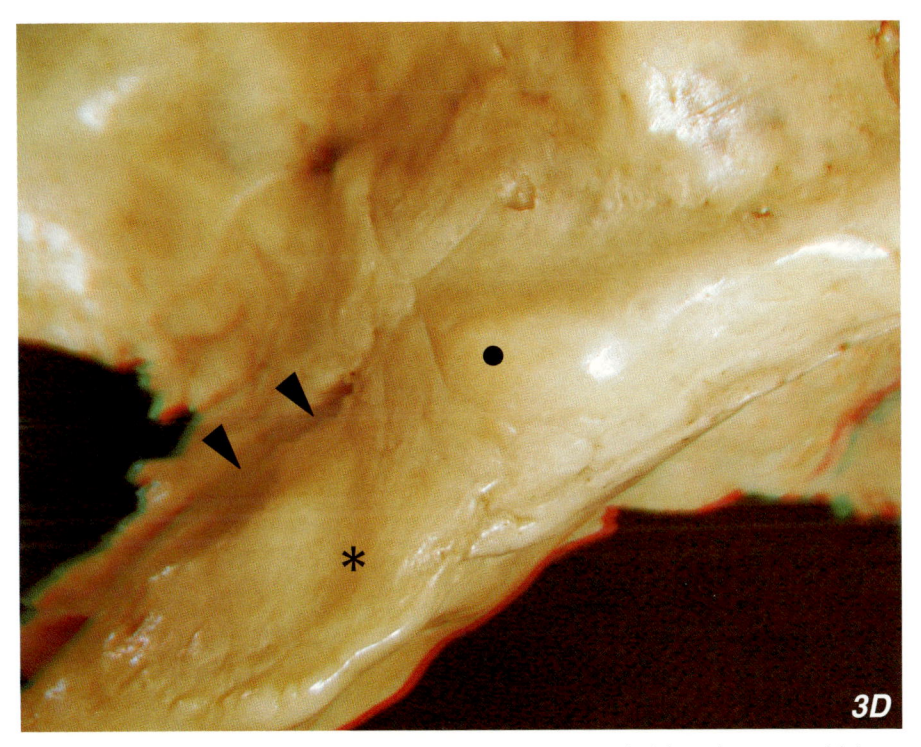

Fig. 43. Visão da face superior mostrando a eminência arqueada (●), o plano meatal (*) e o semicanal do NPSM *(pontas de seta)*.

Com o reconhecimento da posição do fundo do conduto, prosseguimos a brocagem medialmente (perpendicularmente ao seio petroso superior) até a esqueletização de toda a parede superior do conduto, procurando preservar o seu revestimento interno de dura-máter (Fig. 45). Devemos expor o conduto até o limite mais medial possível. Aliás, alguns autores recomendam que a apresentação do CAI se inicie o mais medial possível, e que, só então, se caminhe lateralmente em direção ao fundo do CAI, por conta da proximidade da sua porção mais lateral com a cóclea, como já foi enfatizado. Depois da completa exposição da dura-máter da parede superior do CAI, deve-se abri-la com estilete ou lâmina de bisturi nº 11 e diferenciar os seus componentes nervosos. Como estamos agora com uma visão superior, identificamos facilmente o nervo facial anteriormente, uma vez que o seu segmento labiríntico serviu de guia para o fundo do CAI, e,

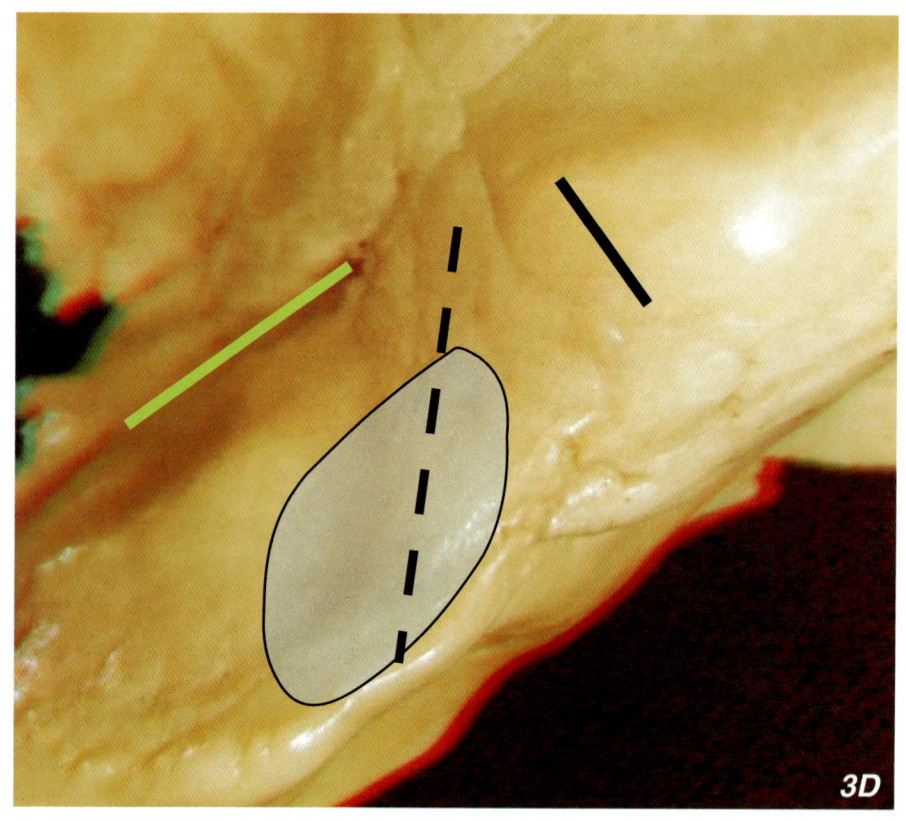

Fig. 44. Detalhe da Figura 43. A *linha preta* mostra a direção da *blue line* do canal semicircular anterior, a *linha verde*, o sentido do semicanal do NPSM, a *área cinza*, o plano meatal, e a *linha pontilhada*, a provável direção do CAI.

imediatamente posterior, o nervo vestibular superior (Fig. 46). Afastando-se delicadamente o facial posteriormente, podemos visualizar o coclear inferiormente e, afastando o vestibular superior, podemos reconhecer o vestibular inferior ocupando o aspecto inferior e posterior do conduto.

O acesso via fossa média costuma ser empregado para a descompressão do nervo facial e acesso ao CAI nas cirurgias de neurinoma. Assim, o exercício descrito demonstra essas situações. Mas para um melhor conhecimento anatômico, devemos agora identificar as estruturas próximas a esses acessos e que não devem ser abordadas nos procedimentos citados. Assim, se ainda não tivermos removido o osso que serve de cobertura à eminência arqueada e distinguido a *blue line* do canal semicircular superior, devere-

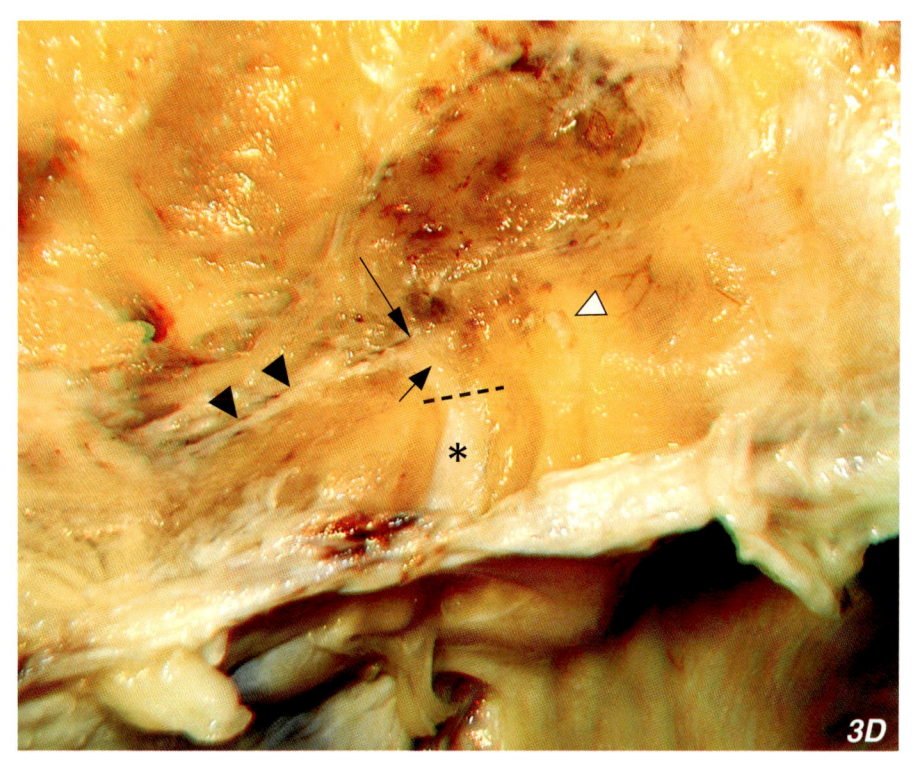

Fig. 45. Todo o trajeto do canal de Falópio foi aberto, bem como o teto do CAI com preservação da dura-máter. Podem ser observados o NPSM *(pontas de seta pretas)*, o gânglio geniculado *(seta longa)*, o segmento labiríntico do nervo facial *(seta curta)*, a dura-máter de revestimento interno do CAI (∗) e a *blue line* do canal semicircular superior *(ponta de seta branca)*. A linha pontilhada marca o fundo do CAI.

mos fazê-lo agora e, na sequência, expor a sua luz e identificar sua direção com relação ao CAI. Anteriormente ao segmento labiríntico do nervo facial, ocupando o ângulo formado entre ele e o nervo NPSM, pode-se observar a cóclea. Se removermos a cápsula ótica até o plano modiolar, e se a abertura do CAI no seu aspecto anterior foi ampla, podemos vislumbrar a entrada no nervo coclear na base do modíolo (Figs. 47 e 48).

Devemos agora remover o tegme timpânico, localizado em uma área imediatamente lateral ao gânglio geniculado e ao canal semicircular superior. Essa remoção deve ser realizada com cuidado, pois, logo abaixo, situam-se a cadeia ossicular e o segmento timpânico do nervo facial. Abrimos, dessa forma, o epitímpano por cima e devemos alargar essa abertura para permi-

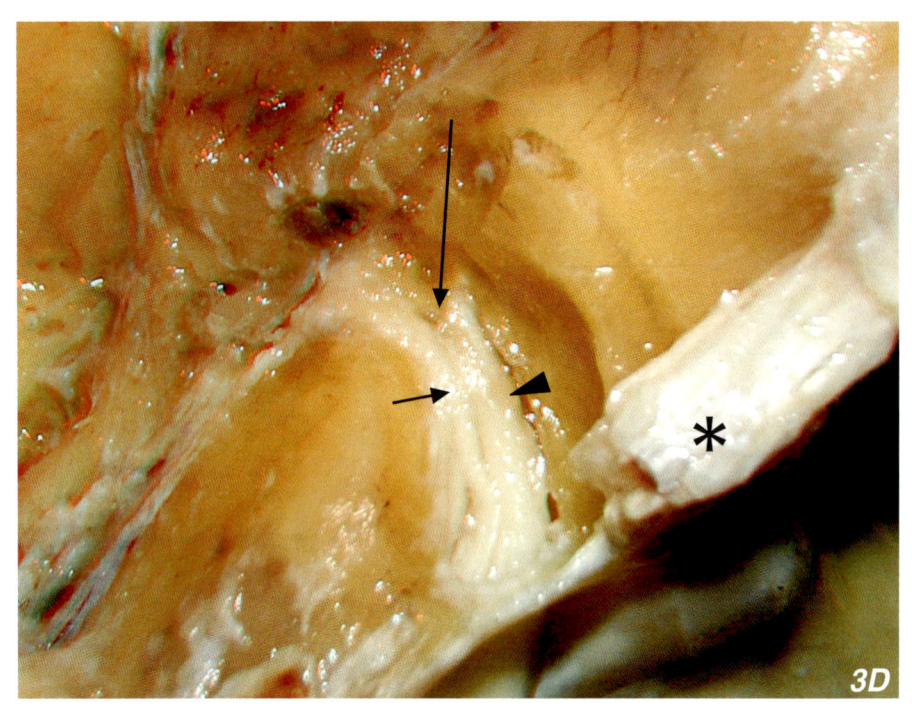

Fig. 46. Foi aberta a dura-máter do CAI e veem-se bem os nervos facial *(seta curta)* e vestibular superior *(ponta de seta)* no seu interior. Na região do fundo do CAI, observa-se uma crista separando esses dois nervos, a chamada *Bill's Bar (seta longa)*. O seio petroso superior (*) foi seccionado aqui para melhor visualização da extremidade medial do CAI.

tir a completa visualização de toda a cadeia ossicular, incluindo o estribo e o cabo do martelo, a face medial da membrana timpânica, o processo cocleariforme e o nervo facial (Fig. 49). Às vezes, para a visão desses elementos, pode ser necessário movimentar o microscópio em várias direções. Depois, devemos rebater o NPSM, removendo-o do seu semicanal, bem como o ramo V3 do nervo trigêmeo (no osso em que este está presente). Fazendo isso, encontramos um plano ósseo que devemos remover para identificar a carótida interna no seu trajeto horizontal rumo ao forame lacerado. Muitas vezes a carótida nesta região encontra-se deiscente, outras vezes está posicionada em maior profundidade. Uma vez visualizada essa artéria, continuamos a remoção do osso mais lateralmente a ela e, assim procedendo, podemos distinguir o canal do músculo tensor do tímpano e

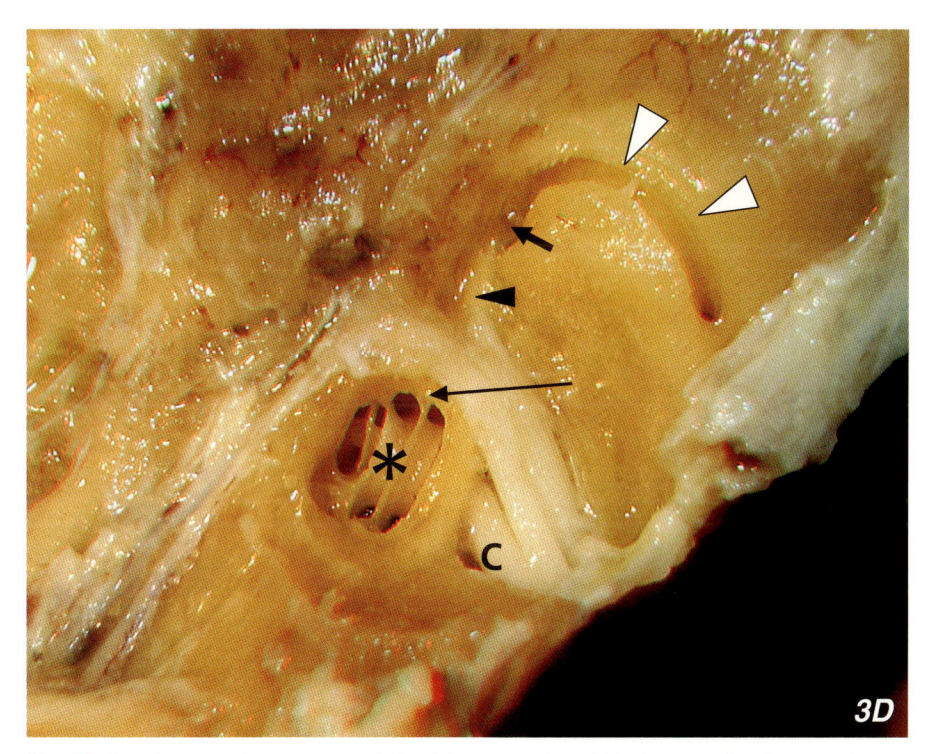

MANUAL TRIDIMENSIONAL DE DISSECÇÃO CIRÚRGICA...

Fig. 47. Percebem-se claramente a cóclea (∗) e o canal semicircular superior *(pontas de seta brancas)* abertos e suas relações anatômicas. Perceba que há uma lâmina óssea extremamente fina *(seta longa)* entre a cóclea e a porção labiríntica do nervo facial. Observe também a extensão do nervo vestibular superior *(ponta de seta preta)* que inerva a ampola do canal semicircular superior *(seta curta)*. Finalmente, pode-se facilmente observar o nervo coclear emergindo do modíolo (C).

a luz da tuba auditiva. As Figuras 50 e 51 mostram bem a relação entre essas últimas estruturas.

Chegamos, então, ao final da dissecção. Acreditamos que o cumprimento sistemático dos passos anteriormente descritos seja de grande ajuda para o conhecimento preciso da anatomia do osso temporal e, por conseguinte, para o treinamento microcirúrgico otológico e neurotológico. Entretanto, como já dissemos, só a repetição contínua desses procedimentos dará segurança ao cirurgião otológico quando for atuar sobre o paciente. Portanto, um curso de dissecção de osso temporal deve servir apenas como uma iniciação a uma rotina de dissecções posteriores durante todo o

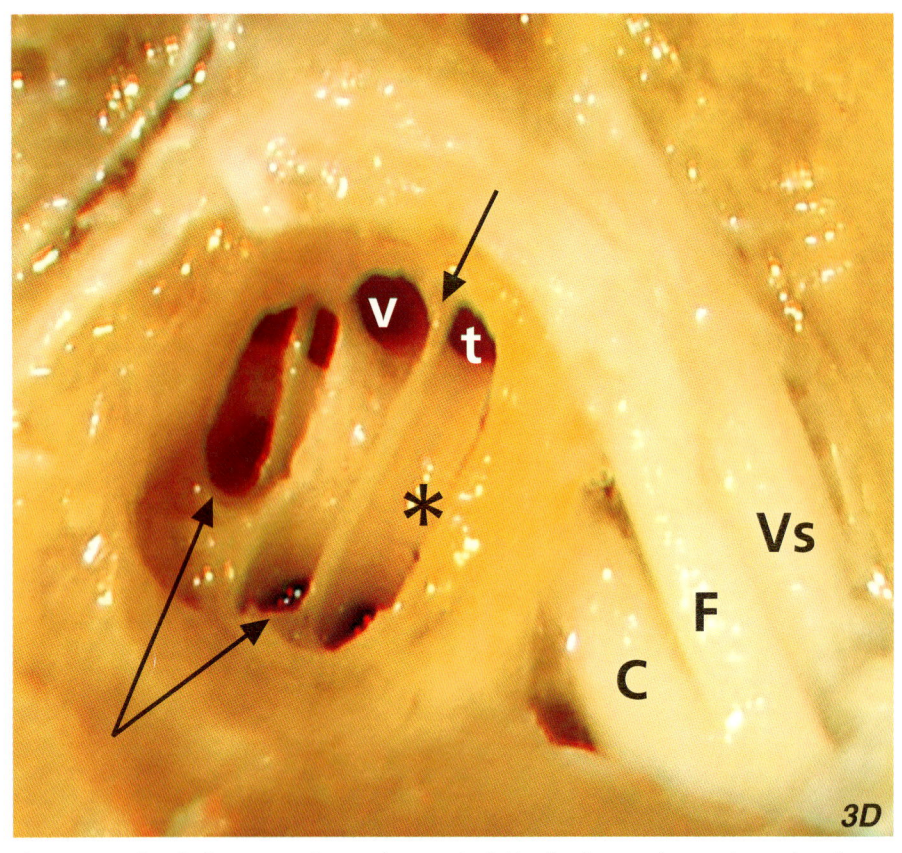

Fig. 48. Detalhe da figura anterior: podem ser individualizados os giros cocleares basal e médio *(seta dupla)*, bem como as rampas timpânica (t) e vestibular (V), a lâmina espiral *(seta)* e o modíolo (*). Os nervos estão identificados como C (coclear), F (facial) e Vs (vestibular superior).

período de um programa de treinamento em otorrinolaringologia, quando o iniciado poderá correlacionar os conhecimentos anatômicos com a fisiopatologia, a clínica e a cirurgia otológica. E, mesmo após a formação em otorrinolaringologia, esses exercícios devem ser periodicamente realizados, pois o total aprendizado da complexa e intrigante anatomia do osso temporal dificilmente se completa no período de uma vida.

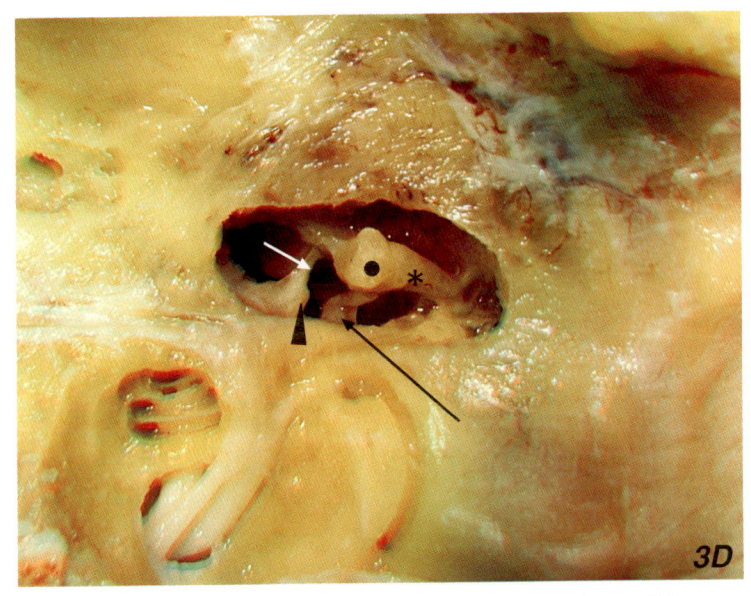

Fig. 49. Abertura do tegme timpânico. Através dessa abertura, podemos divisar, por cima, a bigorna (∗), o martelo (●), a articulação incudoestapediana *(seta longa)*, o processo cocleariforme *(ponta de seta)* e o tendão do músculo tensor do tímpano *(seta curta)*.

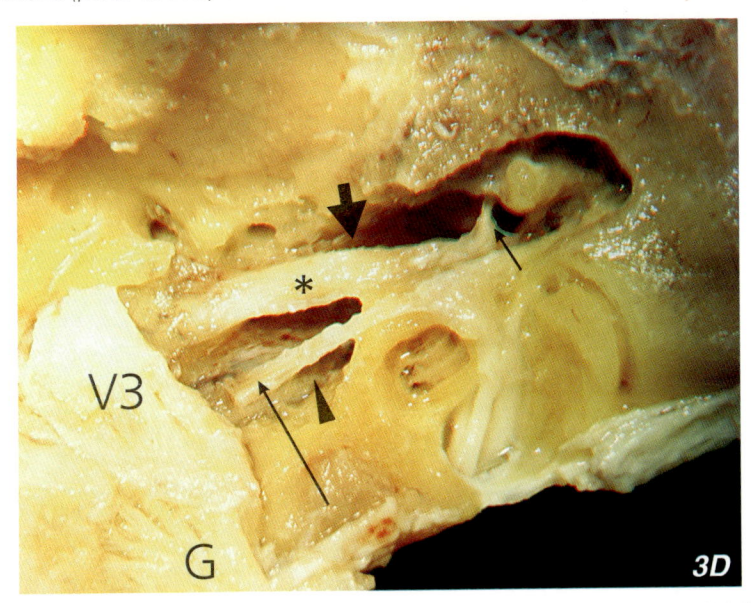

Fig. 50. Foi brocado o osso da ponta da mastoide, abaixo e lateralmente ao NPSM *(seta longa)*. Observem: músculo tensor do tímpano (∗), processo cocleariforme *(seta curta)*, óstio timpânico da tuba auditiva *(seta larga)*, gânglio de Gasser (G), V3 e a carótida sob o NPSM *(ponta de seta)*, ao nível da sua curvatura.

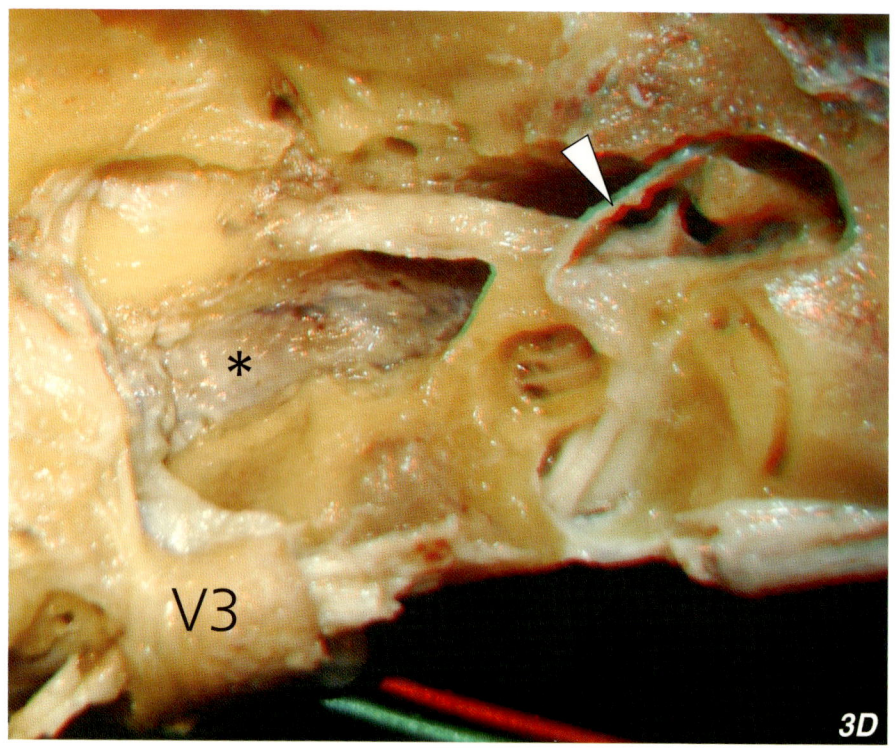

Fig. 51. Nessa imagem percebemos que o NPSM *(ponta de seta)* e o ramo V3 do trigêmeo foram rebatidos, o que permitiu a extensão anterior da exposição da carótida interna (*).

Índice Remissivo

Os números em *itálico* são referentes a Figuras.

Abertura
  do córtex, 23
  do tegme, *65*
  timpânico, *65*
Antro
  mastóideo, *27, 30*
  detalhe do, *30*
Aqueduto
  vestibular, 41, *42*
  exposto, *42*
Aticotomia, 29

Bigorna
  remoção da, *51*
Blue lines
  direção da, 60
    no canal semicircular, *60*
    anterior, *60*
  identificação das, 39
  dos CSCP, *39*
Broca(s), 8
  ângulos de ataque da, *11*
  tipos de, *9*
  detalhes dos, *9*
Bulbo
  da jugular, 35
  identificação do, 35

CAE (Canal Auditivo Externo)
  direção do, *44*
  parede posterior do, 48
  derrubada da, 48
  rebaixada a, *49*
CAI (Canal Auditivo Interno), 42
  com a dura-máter exposta, *45*
  dura-máter do, *62*
    aberta, *61*
  nervos expostos no, *46*
Camada
  cortical, 24
  remoção da, *24*
Canal(is)
  de Falópio, *61*
    trajeto do, *61*
  semicirculares, 28, *40*
    abertos, *40*
    identificação dos, 28
"Caneta", 8
Carótida
  e golfo da jugular, 55

relação entre, *55*
  exposição da, *55*
  interna, 51
  identificação da, 51
Cavidade
  mastóidea, *26*
  limites da, *26*
    delineamento dos, *26*
Célula(s)
  remoção das, 24
  retrofaciais, *27, 28*
    alargamento das, *28*
Cóclea, *63*
  identificação da, 51
  giros da, *54*
  abertura dos, *54*
  promotório brocado até a, *54*
Corda
  do tímpano, *32*
Córtex
  abertura do, 23
  mastóideo, *23*
  incisões básicas do, *23*
CSCH (Canal Semicircular
  Horizontal), 29
CSCP (Canal Semicircular
  Posterior), 29
  blue lines do, *39*
  identificação das, 39
CSCS (Canal Semicircular
  Superior), 29, *63*
  aberto, *43*

Dissecção
  do nervo facial, 34
  do osso temporal, 23
    através da mastoide, 23
    abertura do córtex, 23
    aqueduto vestibular, 41
    aticotomia, 29
    CAI, 42
    derrubada da parede posterior
      do CAE, 48
    dissecção do nervo facial, 34
    identificação, 28, 31, 35, 51
      da carótida interna, 51
      da cóclea, 51
      do bulbo da jugular, 35
      do forame jugular, 51
      do nervo facial, 31

do saco endolinfático, 35
      dos canais semicirculares, 28
    labirintectomia, 38
    remoção das células, 24
    timpanotomia posterior, 33
  pela fossa média, 56
Dura-Máter
  estrutura da, 22
  noções básicas, 22
  exposta, *45*
  CAI com, *45*
  removida, *58*

Estrutura
  da dura-máter, 22
  noções básicas, 22
  do saco endolinfático, 22
  do seio sigmóideo, 22

Forame
  jugular, 51
  identificação do, 51
Fossa Média
  dissecção pela, 56
  do osso temporal, 56
  posicionamento da peça, *56*

Giro(s)
  cocleares, *64*
  basal, *64*
  médio, *64*
  da cóclea, *54*
  abertura dos, *54*
  promotório brocado até a, *54*
Golfo
  da jugular, 55
  carótida e, 55
  exposição da relação entre, *55*

Identificação
  da carótida interna, 51
  da cóclea, 51
  das *blue lines*, 39
  dos CSCP, *39*
  do bulbo da jugular, 35
  do forame jugular, 51
  do nervo facial, 31
  do saco endolinfático, 35
  dos canais semicirculares, 28

ÍNDICE REMISSIVO

Instrumental
  cirúrgico, 7
    brocas, 8
    "caneta", 8
    instrumental, 12
    de microdissecção otológica, 12
    material básico, 8
    micromotor, 8
    peça de mão, 8
    sistema, 12
      de aspiração, 12
      de irrigação, 12
    de microdissecção, 12
      otológica, 12

Jugular
  bulbo da, 35
    identificação do, 35

Labirintectomia, 38

Martelo
  remoção do, *52*
Mastoide
  dissecção através da, 23
    do osso temporal, 23
      abertura do córtex, 23
      aqueduto vestibular, 41
      aticotomia, 29
      CAI, 42
      derrubada da parede posterior do CAE, 48
      dissecção do nervo facial, 34
      identificação, 28, 31, 35, 51
        da carótida interna, 51
        da cóclea, 51
        do bulbo da jugular, 35
        do forame jugular, 51
        do nervo facial, 31
        do saco endolinfático, 35
        dos canais semicirculares, 28
      labirintectomia, 38
      remoção das células, 24
      timpanotomia posterior, 33
    ponta da, *65*
    osso da, *65*
      brocado, *65*
Microdissecção
  otológica, 12
    instrumental de, 12

Micromotor, 8
Microscópio
  cirúrgico, 6

Nervo(s)
  expostos, *46*
    no CAI, *46*
  facial, 31, *32*, 34, *35*, *53*, *62*
    dissecção do, 34
    exposto, *35*
    identificação do, 31
    trajeto intratemporal do, *53*
      exposição completa do, *53*
    vestibulares, *47*, *48*, *62*
    inferior, *47*
    rebatimento dos, *48*
    superior, *47*, *62*
  NPSM (Nervo Petroso Superficial Maior)
    rebatido, *66*
    semicanal do, *59*

Osso
  temporal, 3
    anatomia externa do, 14
      porção escamosa, 15
      porção petrosa, 16
      porção timpânica, 15
      rochedo, 16
    dissecção do, 23
      através da mastoide, 23
      pela fosse média, 56
    posicionando o, 5
    preparando o, 3
    vista do, *19*, *20*
      anterior, *21*
      inferior, *21*
      lateral, *19*
      medial, *20*
      posterior, *21*

Parede
  posterior, 48
    do CAE, 48
      derrubada da, 48
      rebaixada a, *49*
Peça
  posicionamento da, 56
  para dissecção, 56
  por fossa média, 56

Porção
  do osso temporal 15
    escamosa, 15
    petrosa, 16
    rochedo, 16
    timpânica, 15
Promontório
  brocado, *54*
    até a abertura, *54*
      dos giros da cóclea, *54*

Remoção
  da camada cortical, 24
  das células, 24

Saco
  endolinfático, *22*, 35, *37*
    estrutura do, *22*
    exposição do, *37*
    identificação do, 35
Seio
  sigmóideo, *22*
    estrutura do, *22*
Sistema
  de aspiração, 12
  de irrigação, 12

Tegme
  timpânico, *65*
    abertura do, *65*
Tímpano
  corda do, *32*
Timpanotomia
  posterior, 33

Veia
  jugular, *36*
    golfo da, *36*
      esqueletizado, *36*
Vestíbulo
  aberto, *41*
Vista
  do osso temporal, *19*, *20*, *21*
    anterior, *21*
    inferior, *21*
    lateral, *19*
    medial, *20*
    posterior, *21*